Agathe Israel
Björn Reißmann

Früh in der Welt

Je intensiver wir versuchen, uns auf die Welt der Frühgeborenen einzulassen, desto notwendiger wird es, alles hinter uns zu lassen, was uns an Erfahrung zur Verfügung steht. Nichts gilt mehr. Wir werden in einem Ausmaß mit Nicht-Wissen und Nicht-Erfahrung konfrontiert, das wir sonst tunlichst vermeiden. Dieser Band versucht, Bild, Beobachtung und Gedanken so zusammenzubringen, dass wir möglichst nahe an das subjektive Erleben der Frühchen herangeführt werden.

Die Autorin:
Agathe Israel, Dr. med., Psychoanalytikerin für Kinder, Jugendliche und Erwachsene. Zahlreiche Veröffentlichungen u. a. bei Brandes & Apsel: *Der Säugling und seine Eltern* (2007).

Der Fotograf:
Björn Reißmann, lebt und arbeitet in Berlin als freiberuflicher Fotograf. Seine Schwerpunkte sind Tanz-, Theater- und Kunstprojekte sowie Portraits.

Agathe Israel
Björn Reißmann

Früh in der Welt

Das Erleben des Frühgeborenen
und seiner Eltern auf der
neonatologischen Intensivstation

Brandes & Apsel

Sie finden unser Gesamtverzeichnis mit aktuellen Informationen
im Internet unter: www.brandes-apsel-verlag.de
Wenn Sie unser Gesamtverzeichnis in gedruckter Form wünschen,
senden Sie uns eine E-Mail an: info@brandes-apsel-verlag.de
oder eine Postkarte an:
Brandes & Apsel Verlag, Scheidswaldstr. 22, 60385 Frankfurt am Main, Germany

1. Auflage 2008
© Brandes & Apsel Verlag GmbH, Frankfurt am Main
Lektorat: Roland Apsel, Brandes & Apsel Verlag, Frankfurt am Main
Korrektorat: Caroline Ebinger, Brandes & Apsel Verlag, Frankfurt am Main
Umschlag: Franziska Gumprecht, Brandes & Apsel Verlag, Frankfurt am Main, unter
Verwendung von Fotos von Björn Reißmann
Satz und DTP: Antje Tauchmann, Frankfurt am Main
Druck: Impress, d.d., Printed in Slovenia
Gedruckt auf säurefreiem, alterungsbeständigem und chlorfrei
gebleichtem Papier.

Bibliografische Information Der Deutschen Nationalbibliothek:
Die Deutsche Nationalbibliothek verzeichnet diese Publikation in der
Deutschen Nationalbibliografie; detaillierte bibliografische
Daten sind im Internet über http://dnb.ddb.de abrufbar.

ISBN 978-3-86099-870-0

Inhalt

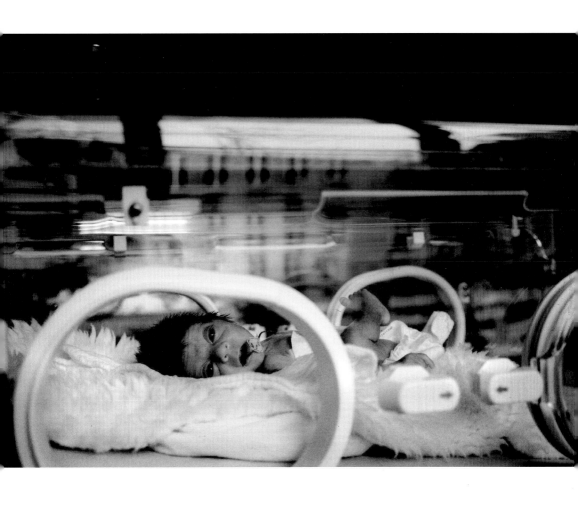

Vorwort und Dank

*J*n diesem Bild- und Textband geht es um die innere Welt der Frühgeborenen. Für uns sind folgende Fragen zentral: Wie sieht für ein frühgeborenes Kind, das ja vorzeitig die Mutter-Kind-Einheit verloren hat, das Wieder-Zusammenkommen aus? Was geht *in dem Kind* vor? Was erleben die Eltern und die für seine Pflege verantwortlichen Menschen? Wie können die Bindungen über den Riss hinweg, der Mutter und Kind trennt, wieder geknüpft werden?

Im vorgeburtlichen Dasein ist das Kind nicht nur einfach im Leib der Mutter enthalten, sondern es nimmt die Mutter ununterbrochen mit allen verfügbaren Sinnen wahr. Das Fruchtwasser mindert die Schwerkraft, so dass es mit Bewegungen »antworten« und somit eigene Aktionen unternehmen kann. Daraus entsteht ein erster Erlebnisraum: der Anfang einer inneren Welt. Im Laufe der Schwangerschaft kann dieser Raum wachsen, fällt aber durch die Frühgeburt in sich zusammen, denn das lebendige mütterliche Gegenüber ging vorzeitig verloren. An vielen kleinen Details zeigen wir, wie das Kind allmählich wieder einen Innenraum errichtet. Ebenso weisen wir darauf hin, wodurch diese schwere Entwicklung gefördert oder behindert wird.

In diesem Buch entsteht durch die Verbindung von Bild und Text eine Vertiefung des Verständnisses für die Leserinnen und Leser. Björn Reißmanns Fotografien halten das Erleben fest. Sie entstanden während der letzten Jahre in mehrwöchigen Beobachtungssequenzen auf einer Intensivstation für Frühgeborene. Die Bilder zeigen die äußere Seite des Daseins Frühgeborener und können natürlich keinen direkten Einblick in ihre innere Welt geben, lassen aber etwas davon erahnen und regen dazu an, am Erleben der Kinder teilzunehmen.

Den Texten von Agathe Israel liegen Beobachtungen nach der Säuglings-beobachtungsmethode von Esther Bick zugrunde, die etwa im gleichen Zeitraum durchgeführt wurden. Wer sich dem Erleben der Kinder annä-hern, also das äußere Erscheinungsbild verlassen möchte, ist darauf an-gewiesen zu beobachten. Alles, was man dabei fühlt, muss in Gedanken und Worte gebracht werden. Damit schafft der Beobachter in sich einen inneren Raum, in dem das psychische Erleben dieser Kinder Platz findet; dies teilt sich dem Leser mit.

Was sich an der Oberfläche an pflegerischen Handlungen und kindlichen Reaktionen sichtbar abspielt, erhält so durch die Sinngebung eine neue Dimension des Verstehens, die zu einer Vertiefung führt und einem Er-leben Raum schafft. Aus dieser Perspektive gewinnt die Beziehung zwi-schen Kind und Erwachsenem zentrale Bedeutung.

Wir danken allen Eltern, die uns gestatteten, ihre Kinder beobachten und fotografieren zu dürfen. Wir hoffen, dass wir in einigen Fällen durch unse-re Anteilnahme das Zusammenkommen etwas unterstützen konnten.

Wir danken auch den Mitarbeitern der *Neonatologischen Intensivstation der Martin-Luther-King-Kinderklinik im Vivantes-Klinikum Berlin-Friedrichs-hain,* die uns nicht nur freundlich aufnahmen, sondern auch, offen für un-sere Erfahrungen, einen lebendigen Austausch suchten. Wir danken der Leitung der Kinderklinik, die unser Anliegen unbürokratisch förderte.

Wir danken Jutta Schmeisky und Gabriele Klausmeyer, die Ausschnitte ihrer Beobachtungstexte zur Verfügung stellten, sowie Petra Aulbert, Bettina Finke, Franz Heider, Grit Jahn-Jokschies, Brigitte Koukal, Suzanne Maiello und Monika Schwab für ihre Beobachtungen und wertvollen Ge-danken.

Unser Dank geht auch an die *Gesellschaft zur Förderung Analytischer Kinder- und Jugendlichen-Psychotherapie* und an Roland Apsel, der den Anstoß zu diesem Buch gab.

Einführung: Die psychoanalytische Erfassung der Welt des Frühgeborenen

Etwa jedes 10. Kind kommt zu früh auf die Welt. Frühgeborene Kinder befinden sich am Rand des Lebens, in einem psychosomatischen Grenzland, jenseits unserer vertrauten Erfahrungen, jenseits unseres vertrauten Erlebens und jenseits unserer vertrauten Begrifflichkeiten. Das Psychische ist bei ihnen ebenso im Somatischen enthalten wie das Somatische im Psychischen.

Wir erfassen die äußere Erscheinung der Kinder und die Aufzeichnung ihrer Körperfunktionen auf dem Monitor. Sobald wir aber anerkennen, dass jenseits der physiologischen Dimension jeder Atemzug und jede Regung auch ein psychisches Erleben in sich tragen, fehlen uns die Worte.

Wir können die katastrophischen Zustände, in die sie das Versagen ihres Körpers führt, die Todesängste, die aus dem unerbittlichen Riss, aus der Einsamkeit und aus dem Kampf ums Überleben entstehen, nur erahnen.

Je intensiver wir versuchen, uns in ihre Welt zu begeben, desto notwendiger wird es, alles zu verlassen, was uns an Erfahrung zur Verfügung steht. Nichts gilt mehr. Wir sind mit einem Ausmaß an Nicht-Wissen konfrontiert, das wir sonst tunlichst zu vermeiden suchen.

Wer sich dem Erleben der Kinder annähern möchte, ist darauf angewiesen zu beobachten. Die Mühe, alles, was dabei gefühlt wird, in Gedanken

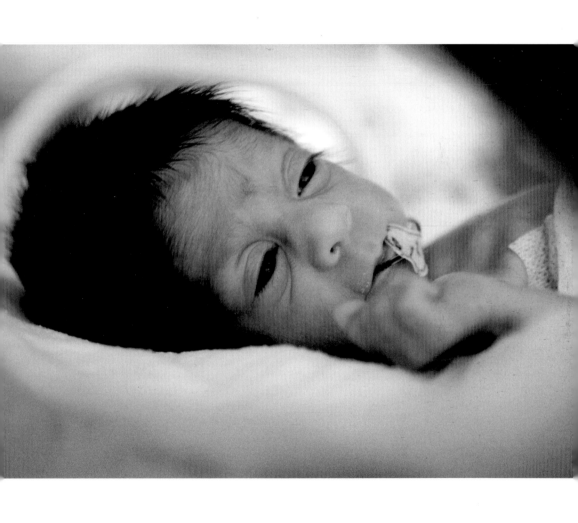

und Worte zu bringen, also zu verstehen, kann uns etwas an die unendliche Mühe dieser Kinder, die sie Sekunde für Sekunde aufwenden, um am Leben zu bleiben, heranführen. Damit schafft der Beobachter in sich einen inneren Raum, in dem das psychische Erleben dieser Kinder Platz findet, und damit wandelt sich zugleich seine Wahrnehmung.

Die Hightechmedizin ermöglicht, dass immer mehr Kinder überleben können, obwohl Frühgeburtlichkeit nach wie vor ein hohes Überlebensrisiko darstellt, besonders dann, wenn die Kinder vor der 32. Schwangerschaftswoche geboren werden und weniger als 2.500 Gramm wiegen. Zahlen sie einen Preis für das körperliche Überleben – und wenn ja, welchen? Ihr körperliches Gedeihen ist das Kriterium, an dem sich derzeit die Qualität der medizinischen Versorgung vorrangig bemisst. Wie kümmert man sich um ihr psychisches Überleben oder um die Beseelung des Somatischen? Ein gewisses Umdenken deutet sich an. Befasste man sich anfangs in Nachuntersuchungen mehr damit, ob und welche bleibenden Organschädigungen eingetreten waren, richtete sich in den letzten Jahrzehnten die Aufmerksamkeit auch auf die kognitive und emotionale Entwicklung (vgl. z. B. Grunau 2002; Ohrt 2000; Heubrock & Petermann 2000). Man erkannte, dass eine stabile Beziehung zu den Eltern die extremen Belastungen, denen die Kinder ausgesetzt sind, ausgleichen kann. Man erkannte auch, dass die elterliche Intuition durch die Umstände gestört wird und ein Beziehungsaufbau fehlschlagen kann, wodurch die Entwicklung nachhaltig behindert wird (Sarimski 1992; Laucht 1997).

Schuldgefühle, die Überzeugung, als Mutter bzw. Eltern versagt zu haben, und Angst bestimmen oder verzerren nicht selten den Blick auf das Kind und verhindern eine angemesse Reaktion auf seine Überlastungszeichen (Sarimski 1997). In unseren Beobachtungen erlebten wir, wie intensiv Frühgeborene Kontakt suchen und brauchen, wie lebendig sie auf die Beziehungspersonen reagieren. Und wir sahen auch, welche Notlage entsteht, wenn sich Eltern und Kind nicht erreichen und verständigen können.

In den letzten Jahrzehnten wurde das vorgeburtliche Leben immer intensiver erforscht, und es stellte sich immer deutlicher heraus, dass der Fötus nicht einfach heranwächst wie ein Blumenkohl, sondern dass in ihm von Anfang an ein Erleben existiert. Die neurobiologische Forschung liefert mittlerweile den Nachweis, dass, lange bevor Intellekt und psychisches Bewusstsein wirksam werden, ein psychisches Erleben existiert, das alle Körpervorgänge begleitet, und dass sensorische und soziale Einflüsse bereits vom Fötus psychisch bearbeitet werden. Die Amygdala, eine hirnanatomische Region, in der sich frühestes psychisches Erleben bündelt, »vergisst nie«. Das bedeutet, man kann einmal aufgenommene Erfahrungen, die sich in neuronalen Verschaltungen niederschlagen, nie mehr löschen. Aber es können glücklicherweise neue Verschaltungen hinzukommen, die die alten im Ergebnis mildern und relativieren (vgl. Roth 2007). Daraus entstehen neuronale Netze, die nicht nur die weitere körperliche Entwicklung prägen, sondern auch erste innere Entwürfe vom Anderen und von sich selbst entstehen lassen.

Auch wurde nachgewiesen, dass nichts einen Säugling so in Angst und Stress versetzt wie der plötzliche Verlust der Mutter (vgl. Hüther 2002). Gemeint sind Verlusterfahrungen wie Trennungen oder lange Abwesenheiten, also Umstände, denen jedes frühgeborene Kind ausgesetzt ist, wenn es plötzlich und vorzeitig den Mutterleib verlässt.

Wir müssen davon ausgehen, dass geistiges und emotionales Leben bereits im vorgeburtlichen Fötus existiert (vgl. Lazar 2001). Auch wenn der Fötus noch nicht über ein Ich-Du-Bewusstsein verfügt, das an Trennungserfahrungen gebunden ist, ist er von Anfang an ein wahrnehmendes, fühlendes und interagierendes Wesen. Suzanne Maiello vermutet, dass das Kind schon im Mutterleib Vorerfahrungen von Getrenntheit und Unterscheidungen ausgesetzt ist. Das ungeborene Kind lebt zwar in einer *Welt der Kontinuitäten*, wird unablässig umgeben von Rhythmen, wie dem Herzschlag der Mutter, ihrer Pulswelle, ihren Atemzügen, der gleichmäßigen Temperatur des Fruchtwassers, wird ständig durch die Nabelschnur ernährt. Alles zusammen geschieht, ohne dass das Kind darauf Einfluss nehmen muss. Aber die mütterliche Stimme bringt ein Element von Diskontinuität in eine Umgebung ein, die ansonsten nur Kontinuität vermittelt. Sie kommt und geht unkontrollierbar. Die mütterliche Stimme hebt sich von allen anderen Klangerfahrungen ab, weil sie über die Knochenleitung im Körper der Mutter an den Fötus weitergeleitet wird, während alle anderen Stimmen das Gehör des Fötus abgedämpft über die Schallleitung erreichen. Wenn man davon ausgeht, dass der Fötus die Stimme nicht nur hört, sondern sie auch aktiv erlauscht, weil sie auf ihn belebend wirkt, so könnte darin der »Keim einer Differenzierung zwischen einem horchenden Ich und einem sprechenden Nicht-Ich und folglich die Erfahrung von Begegnung und Beziehung« entstehen (Maiello 1999). Daraus kann sich ein *inneres Objekt* (eine Vorstellung) *mit Klangqualität* entwickeln, das die Vorläufererfahrung für die spätere Begegnung mit der Mutter und ihrer Brust darstellt.

Andererseits kann die Abwesenheit der Stimme dem Kind eine Vorerfahrung von Leere vermitteln, eine Erfahrung von einem entleerten Raum, in dem sich später das Denken entwickelt. Auch die Sprache, die das verlorene Objekt wieder re-evozieren, d. h. ihm die Stimme zurückgeben will, indem sie dem Objekt einen Namen gibt, könnte daraus entstehen.

Der medizinisch-technische Fortschritt macht es möglich, direkt Einblicke in die fötale Welt zu gewinnen. So untersuchte Alessandra Piontelli (1992) mittels Ultraschall »sensorische und motorische Manifestationen« von Föten. »Bereits lange bevor die Mütter Bewegungen wahrnahmen, konnten ihre Babys trinken, gähnen, sich strecken (...) ich hatte es durchaus mit kleinen Persönlichkeiten zu tun.« (S. 26) Und sie fand eine auffällige Kontinuität von *charakteristischen Verhaltensmustern*. Auch das vorgeburtliche Zusammenspiel von Zwillingsgeschwistern ließ sich in der Beziehungsgestaltung der Säuglinge in den ersten Lebensjahren wieder erkennen. Sie folgert daraus, »dass es eine sehr rudimentäre Form der Unterscheidung zwischen Ich und Nicht-Ich (vor der Geburt) geben muss«. Ein Fötus fühlt, lernt, verarbeitet also bereits, was er erlebt. Dennoch bleibt eine Unschärfe zwischen beobachtbarem Verhalten und dem subjektiven Erleben des Fötus bestehen. Damit meine ich, dass wir nicht sicher sagen können, *was* dieses Kind intrauterin erlebt. Aber solcherart Beobachtungen bekräftigen die Auffassung, dass eine Art angeborenes Wissen über die Existenz eines Anderen besteht. Der Psychoanalytiker Wilfried R. Bion nannte dies eine Prä-Konzeption (Bion 1962).

Aus ihr wird, seiner Meinung nach, z. B. durch die Erfahrung des Gestillt- und Gehalten-Werdens eine Konzeption, also eine (teil)objekthafte Vorstellung des Babys über sich und den Anderen. Mit anderen Worten, es ist anzunehmen, dass die angeborenen Erwartungen ständig angereichert werden müssen mit Begegnungserfahrungen, damit daraus psychisches Wissen und eine individuelle psychische Struktur entstehen können. Er schlägt mit diesen Überlegungen eine Brücke von intrauterinen Erwartungen zur nachgeburtlichen Begegnung mit einem Anderen. Aus der entstandenen Konzeption können sich nun wieder neue Vorerwartungen (Prä-Konzeptionen) entwickeln.

Wie gestaltet sich das Leben nach der Geburt? Wenn sich die Vorbereitungszeit auf das Leben außerhalb der Mutter nun verkürzt, ist nicht nur die Organreifung davon betroffen, sondern auch die Entfaltung der ersten Erfahrungswelt. Ein Umstand, der meines Erachtens viel zu wenig bedacht wird. Das Leben der Frühgeborenen begann mit einem Riss, besser gesagt Abriss, der nie wieder gänzlich zu reparieren ist, der ihre Person prägt. Mit der Geburt verlässt jedes Kind das mütterliche Kontinuum und muss von nun an die inneren und äußeren Diskontinuitäten meistern und Anderen mitteilen: einatmen – ausatmen; hungrig sein – saugen – satt sein; alleine sein – beisammen sein; Wärme – Kälte usw. Aber Frühgeborene haben das Kontinuum dieser mütterlichen Welt zu früh verloren und sind trotz aller Fürsorge weitestgehend auf sich selbst gestellt, wenn sie die Diskontinuitäten verbinden müssen.

Um so notwendiger ist es, anknüpfend an das mütterliche Kontinuum jede Chance zu nutzen, Eltern und Kinder zusammenzubringen.

Die Säuglingsforschung liefert uns eine Fülle von Hinweisen, wie intensiv das Baby von Geburt an seine Mutter-Umwelt wahrnimmt, sie als Erkenntnisquelle nutzt und subjektives Erleben mit ihr teilen möchte (vgl. dazu grundlegend: Stern 1986). Am anschaulichsten wird diese Beziehungsdynamik im Container-contained-Modell beschrieben (Bion 1962): Neugeborene sind auf einen verstehenden Anderen (Container) angewiesen, der bereit ist, ihre rohen Körperzustände, die von katastrophischen Gefühlen begleitet sind, aufzunehmen und zu übersetzen, mit Sinn zu versehen und sie bearbeitet zurückzugeben (contained), so wie es in der Babypflege die Mutter und auch der Vater, die sich in ihr Kind hineinversetzen, ständig tun. Jedes Baby oszilliert ständig zwischen Zuständen der *Integration* und *Desintegration*, d. h. zwischen Zuständen relativer Ausgeglichenheit, wacher Neugier oder ruhiger Reizaufnahme (Rezeption) und Verarbeitung (Perzeption) und Zuständen des Ungleichgewichts mit Stress, Überflutung von Reizen aus dem Körperinneren (z. B. Hunger, Schmerz, Verlassenheit) oder von außen (Lärm, Kälte, Untersuchungsmaßnahmen).

In Zuständen der Desintegration, in die Frühgeborene besonders schnell geraten, benötigt es eines Anderen als eines *Leihcontainers*, in den es diesen Zustand hineingeben kann und der für Besserung sorgt. Es »wirft« sozusagen seine unerträglichen rohen Seinszustände – dabei handelt es sich meist um innere Körperzustände, von denen es sich verfolgt und bedroht fühlt –, nach außen in seine (Mutter) Umwelt hinein, um sich von ihnen zu befreien, sie loszuwerden *(projizieren)*. Nun liegt es an dieser, die rohen Zustände zu entschlüsseln und eine angemessene Antwort zu finden. D. h., dieser Andere muss eine Art *Übersetzungsarbeit* leisten, entschlüsseln, was dieses Baby in diesem Moment empfindet und braucht. Dazu sollte der Empfänger völlig offen und »leer« sein, um in Resonanz zu geraten, zu spüren, sich »anstecken« zu lassen *(projektive Identifikation)*.

Das Baby nimmt *(introjiziert)* die »Antworten« aus seiner »Mutter-Umwelt« auf, immer verbunden mit bestimmten Gefühlen, die wiederum zur inneren Verbindung mit anderen oder ähnlichen Erfahrungen dienen können. Frühgeborene, davon bin ich überzeugt, unterscheiden sich darin

16

nicht von reifen Neugeborenen. Im Gegenteil, sie benötigen diesen Leih-container noch dringlicher!

Unsere Beobachtungen von Frühgeborenen im »künstlichen Uterus«-Inkubator zeigen, wie sehr sie einen verstehenden Anderen für ihr kör-perlich-seelisches Überleben nutzen und brauchen. Nur wenige Stunden am Tag stehen ihnen Mutter oder Vater zur Verfügung. Die meiste Zeit kümmern sich Professionelle um sie, die gleichzeitig viele Kinder im Auge haben müssen.

Wie kann man sich der Erfahrungswelt frühgeborener Kinder annä-hern? Die Idee, Frühgeborene unmittelbar nach ihrer Geburt in der Klinik zu beobachten, entstand vor einigen Jahren und konnte dan-kenswerterweise in einem Berliner Zentrum für Neonatologie realisiert werden.

Der Untersuchungsansatz beruht auf der Methode der teilnehmenden Säuglingsbeobachtung (vgl. ausführlich: AKJP, Heft 135, 2007), wie sie von Esther Bick 1948 in der Tavistock Klinik in London in die Ausbildung der Kinderpsychotherapeuten eingeführt und von Martha Harris und Do-nald Meltzer weiterentwickelt wurde. Sie ist mittlerweile weltweit – so auch in Deutschland – verbreitet. Meltzer (1967) nahm an, dass sich alle Erfahrungen im Individuum ansammeln und entwickeln, also bearbeitet werden, und dass diese bearbeiteten Erfahrungen das gegenwärtige Ver-halten bestimmen.

Ein Zugang zu diesen Prozessen – wie die Psyche sich konstruiert (Lazar 1986) – ist über die Säuglingsbeobachtung möglich: Dabei wird ein Baby in seiner natürlichen Umgebung von der Geburt bis zum Ende des zwei-ten Lebensjahres einmal wöchentlich für eine Stunde entlang der Frage »Wie befindet sich dieses Kind in dieser Familie?« beobachtet. Man be-obachtet meist das Mutter-Kind-Paar, aber das Zentrum der Aufmerksam-keit liegt auf dem Kind, was um so schwerer ist, je kleiner es ist, weil die Affekte, die von ihm ausgehen, ungeheuer emotional bewegend sind.

Der Beobachter mischt sich in keinerlei Weise in die Situation ein, ist lediglich anwesend. Von jeder Beobachtung wird ein Gedächtnisprotokoll angefertigt und regelmäßig in einer Gruppe mit anderen Beobachtern besprochen. Die Gruppe wird zum denkenden Behälter für den Beobachter, ermöglicht, das Nicht-Wissen und Nicht-Verstehen zu spüren und kreativ zu nutzen. Theoretische Überlegungen können zwar einfließen, aber im Mittelpunkt bleibt die individuelle innere Welt des beobachteten Babys. Diese Diskussion wird ebenfalls schriftlich festgehalten, und nach Ablauf der Beobachtungszeit wird eine zusammenfassende Arbeit verfasst. Diese beschäftigt sich besonders damit, wie sich das Baby im Rahmen seiner Beziehungen entwickelte, wie der Beobachter einen geeigneten inneren und äußeren Ort für die Beobachtung fand und welche projektiven Prozesse (z. B. welche Phantasien und Rollen man ihm zuschrieb) und welche transgenerationalen Themen innerhalb der Familie (z. B. unbewusste Erwartungen und Erfahrungen der Vorgenerationen) auftauchten (vgl. wiederum ausführlich: AKJP, Heft 135, 2007).

Alltag auf der neonatologischen Intensivstation

rühgeborene werden auf einer Intensivstation (ITS) versorgt. In einem Raum befinden sich meist mehrere »Versorgungseinheiten«, also Inkubatoren bzw. Bettchen mit den technischen Anlagen. Obwohl Sessel für die Eltern dazwischengeschoben sind, entsteht wenig Raum für Intimität. Nach der Pflegemethode des »Minimal handling« (Uhlemann 2000; Teising 2001) wird versucht, eine ruhige Atmosphäre zu schaffen, Schmerzen zu vermeiden oder zu lindern, die Intensivmedizin an die individuellen Bedürfnisse des einzelnen Frühgeborenen anzupassen. In der Regel leben Frühgeborene solange in einem Inkubator, bis sich ihre Körperfunktionen, insbesondere die Atmung, einigermaßen stabilisiert haben. Zum Schutz vor grellem Licht liegen rosa Tücher auf dem Inkubator, innen ist es warm, die Luft wird etwas angefeuchtet. Später können sie in ein Wärmebettchen verlegt werden. Ihre Verkabelung dient der ständigen Überwachung von Herz- und Atemfrequenz und des Sauerstoffgehalts im Blut. Manche Kinder erhalten eine Unterstützung der Atmung, in seltenen Fällen auch eine mechanische Beatmung. Der Monitor signalisiert Abweichungen durch einen leisen Piepton. Die Ernährung mit Muttermilch erfolgt über eine kleine Sonde. Eingriffe werden auf das Notwendigste beschränkt. Nachts werden die Räume abgedunkelt, so dass sich ein Tag-Nacht-Rhythmus trotz Dauerüberwachung einstellen kann. Neben der Betreuung durch Krankenschwestern werden die Babys regelmäßig ärztlich untersucht. Eine Fülle von Menschen, unterstützt durch modernste Technik, kümmert sich also um ihr Überleben.

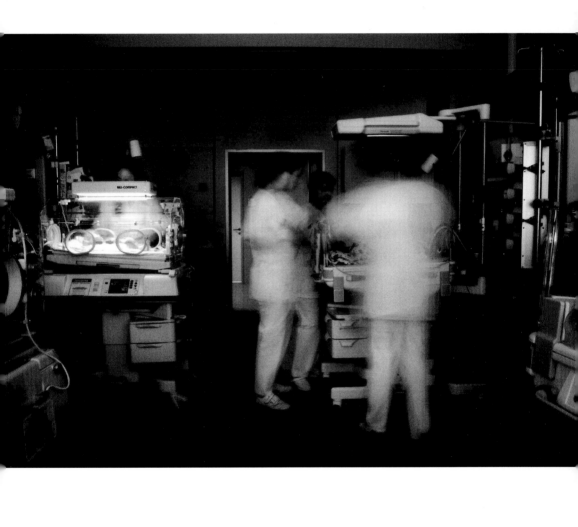

Dennoch entstehen aus der Sicht der Neonatologen trotz aller behutsamen Begleitung Zeiten, in denen das Kind sich selbst überlassen »unterstimuliert« daliegt. Das ist schmerzlich, weil wir mittlerweile wissen, wie überlebensnotwendig die einfühlende Nähe eines anderen Menschen ist, der die Isolation aufnimmt und damit die Grenzenlosigkeit unterbricht, die Qualen der heftigen Körpervorgänge mildert, im wörtlichen und übertragenen Sinne das Kind hält.

Deshalb sollen die Eltern so oft wie möglich bei den Kindern sein, sie auf ihrem Körper ruhen lassen, sie streicheln und mit ihnen sprechen. Diese »Känguru-Methode«, von W. Ernest Freud (2003) und Marina Markovich (1999) eingeführt, wird mittlerweile in vielen Kliniken angewandt. Sie wirkt vermutlich so ganzheitlich förderlich, dass sie kaum durch eine andere Intervention – wie die Krankengymnastik oder die sogenannte basale Stimulation oder auditive und visuelle Stimulation – ersetzbar ist.

Der natürliche Austausch und die Bindung zwischen Eltern und Kind werden auch angebahnt, wenn die Eltern in die Pflege einbezogen sind.

Aber es gibt auch Zeiten, in denen das Kind »überstimuliert« wird. Das »Minitouch-Verfahren«, d. h. so wenig wie möglich stressende Eingriffe auszuüben und sich auf das unbedingt Notwendigste zu beschränken, ist ein weiterer Leitgedanke der Versorgung.

Dennoch lässt sich nicht vermeiden, dass Angst und Irritationen im Kind aufkommen. Einige Eltern berichten von ihren Kindern, dass sie sich noch Jahre später an bestimmten Körperregionen, wie zum Beispiel ihrer Ferse, ungern berühren lassen oder angstvoll zurückzucken.

Wie entscheidend die äußeren Bedingungen das Befinden beeinflussen, erlebe ich, als ich zum ersten Mal nach dem Umzug aus der alten, dicht belegten Station die neuen Räume der Intensivstation betrete. Mir fällt besonders die Ruhe auf, die auf der Station herrscht. Stille wäre übertrieben, aber ruhig ist es auf der Station, ruhig und geräumig, ganz im Gegensatz zu der früheren Enge und den vielen Geräuschen, manchmal war es fast

Lärm. Auch die Kinder wirken durchweg nicht so aufgescheucht oder erregt. Selbst wenn sie wach sind und die Augen offen haben, bleiben ihre Bewegungen etwas fließender und ausgewogener. Auch ich fühle mich hier sicherer und entspannter. Neben einigen Betten stehen bequeme, gepolsterte Holzschaukelstühle, offenbar für das Känguruing vorgesehen. Eine Schwester kommentiert meinen ersten Eindruck. Für sie sei es nun schwerer geworden, man fühle sich vereinzelter und habe das Gesamtgeschehen nicht mehr so im Blick. Die Wege seien nun länger, der Kontakt der Pflegepersonals untereinander nicht mehr so dicht.

Frühgeborenenbeobachtung

*W*ir beobachteten einmal wöchentlich für eine Stunde ein Kind während seines Aufenthalts auf der ITS. Im Gegensatz zu allen anderen geschäftigen Personen bestand unsere Aufgabe darin, beim Kind zu sein, nichts zu tun, möglichst keine Fragen zu stellen und keine »Expertenmeinung« zu äußern.

In den Gesprächen, die Mitarbeiter oder Eltern gelegentlich suchten, achteten wir auf Zurückhaltung und blieben eher Zuhörer. Im Laufe der Beobachtung verstärkte sich der Eindruck, dass gerade dieser Verzicht auf jegliche Aktivitäten für den Zugang zur Welt der Frühgeborenen entscheidend war, weil sich erst dadurch im Beobachter ein Fühl- und Denkraum eröffnet. Äußerlich gesehen ist es nur ein kleiner Schritt, aber innerlich begibt man sich damit in die Grenzenlosigkeit von Zeit und Raum, in der sich das Kind befindet. Oft liegen Entsetzen, Hoffnung und Erleichterung nahe beieinander, wenn man spürt, wie einsam es seinen ständig wechselnden Zuständen ausgeliefert ist, wie intensiv es nach menschlichem Kontakt sucht und wie belebend im wahrsten Sinne des Wortes sich Verbindungen (vgl. ausführlich: Hopkins 2008) auswirken.

Die Beobachter – alle hatten bereits Erfahrung in der Säuglingsbeobachtung gesammelt – sind also teilnehmend anwesend, d. h. sie nehmen alles auf, was in dieser Zeit geschieht: Alle Gefühle, Assoziationen und Gedanken, die in ihnen auftauchen, bewahren sie innerlich und verfassen anschließend ein Gedächtnisprotokoll. In der Regel trifft sich die Gruppe der Beobachter wöchentlich zur Supervision. Über dieses Gespräch wird wiederum ein Protokoll gefertigt, das die Reflexionsarbeit der Gruppe bündelt. Es ist ein ungewöhnlicher Weg, den die Gruppe vom beobachteten äußeren Kind bis zum gefühlten inneren Kind gehen muss, oft begleitet

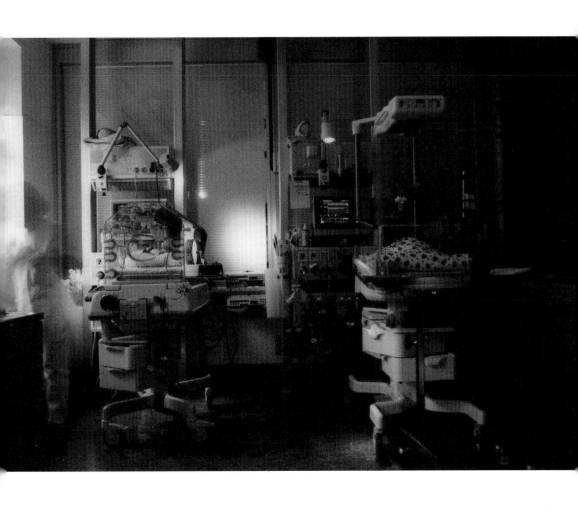

von heftigen Zweifeln, ob man nicht völlig verrückt sei, in so einem »unfertigen« Kind schon so viel Erleben zu spüren. Fonagy (2003) bezeichnet diese »Verdauungsarbeit« ähnlich wie Bion als *Mentalisierungsprozesse,* die dem Baby über den teilnehmenden Anderen ein Selbsterleben erst möglich machen.

Fedja (2005) – zu früh in der Welt

edja ist ein sogenanntes unkompliziertes Frühchen. Er wurde in der 29. Schwangerschaftswoche geboren. Sein Lebensort nach der Frühgeburt ist der Inkubator. Darin zirkuliert angenehm warme und angefeuchtete Luft, um die unreife Haut vor der Austrocknung zu schützen. Fedja liegt nackt und unbegrenzt auf seinem Fellchen. Nebenan im Wärmebettchen befindet sich sein Zwillingsbruder. Weil er an einer ständigen Untertemperatur leidet, hat man ihn bekleidet und zugedeckt. Damit soll verhindert werden, dass die Körpertemperatur noch weiter absinkt. Zwar strapaziert die Bekleidung seine Haut, aber die Unterkühlung bedeutet eine noch größere Gefahr.

Während Fedja der Unbegrenztheit ausgesetzt ist, wird sein Bruder von einer Hülle umgeben. Allein diese verschiedenen Pflegemaßnahmen führen vermutlich zu unterschiedlichen basalen Erfahrungen, die den weiteren Entwicklungsweg der beiden Brüder beeinflussen werden.

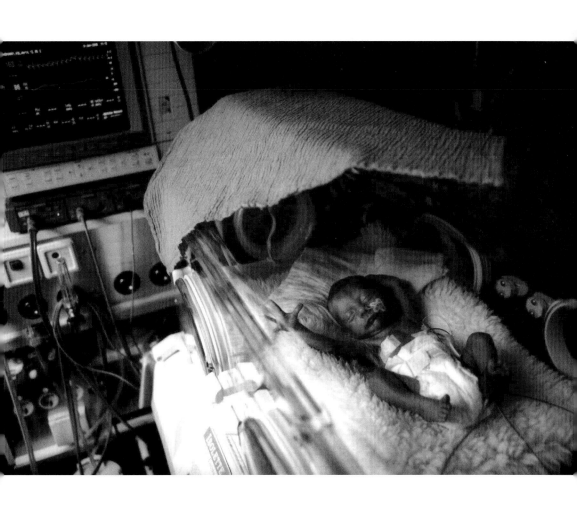

Fedja liegt in seinem Nestchen aus Fell. Es ist gegen 11 Uhr vormittags. Da die Wintersonne nicht durch den verhangenen Himmel dringt, bleibt das Neonlicht angeschaltet. Über dem Inkubator hängt eine rosa gefärbte Windel, die das grelle Licht etwas dämpft.

Auf der Station herrscht Geschäftigkeit. Ein Kind nach dem anderen wird versorgt. Die Dauergeräusche werden unterbrochen durch das Lachen der Schwestern im Dienstraum nebenan.

Bald wird auch Fedja an die Reihe kommen. Man wird ihn untersuchen, waschen, windeln, vielleicht auch Blut abnehmen, schließlich mit einer kleinen Spritze füttern und dabei mehr oder weniger mit ihm in Kontakt sein. Entlang dieser täglichen Abläufe taucht in ihm allmählich sein Selbst auf. Neben allen sinnlichen Erfahrungen – wie riechen, sehen, hören, schmecken, berühren, bewegen – trägt zu diesem »auftauchenden Selbst« (Stern 1986) auch das einfühlende Verstehen aller ihn Pflegenden bei.

Innerhalb weniger Augenblicke wechselt sein Befinden. Wenn Fedja plötzlich lächelt, so ist das kein Reflex, sondern vermutlich verbunden mit einem inneren Erleben des Wohlbefindens. Vielleicht ist sogar eine Erinnerungsspur einer guten Vorerfahrung an dem Lächeln beteiligt.

Ebenso plötzlich kann aus dem Inneren etwas Rohes auftauchen, was er nicht einordnen kann, vielleicht ein Verdauungsschmerz. Dann erfassen ihn Schrecken und Panik. Alles bleibt somatisiert, die Vitalfunktionen geraten aus dem Gleichgewicht. Hört er das Notsignal seines Monitors, ist dies vermutlich bereits mit einer Erinnerung an Hilfe verbunden, denn er hat bereits viele Male erlebt, dass nun etwas anderes kommt, das weder zu ihm gehört noch Maschine ist, und dass es ihm dann besser gehen kann.

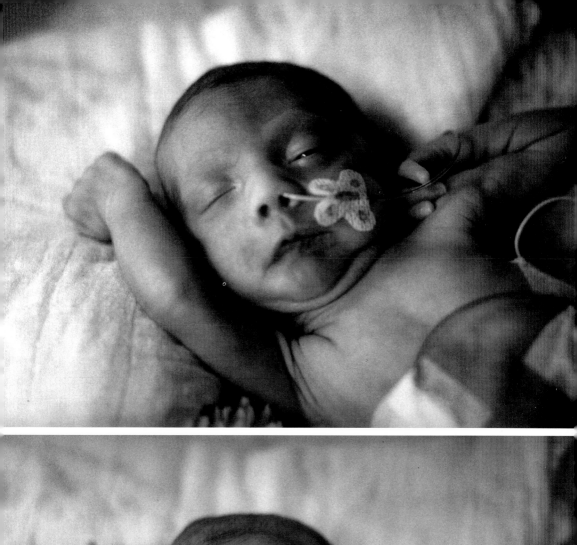
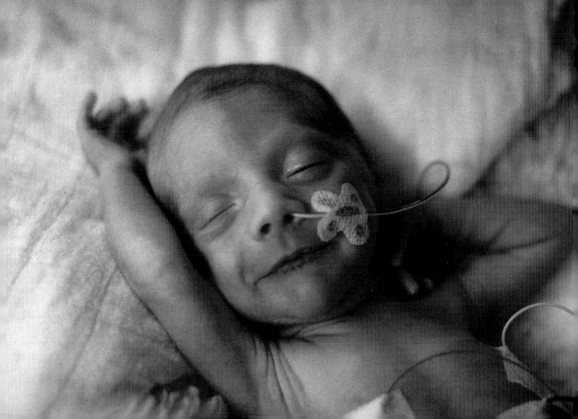

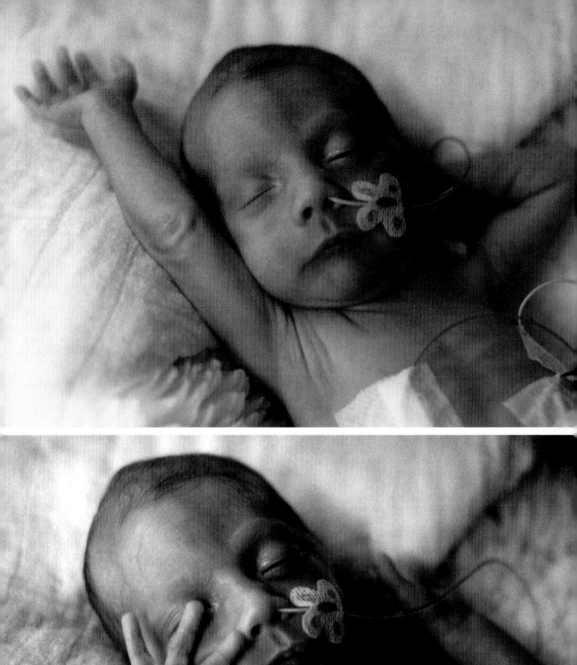
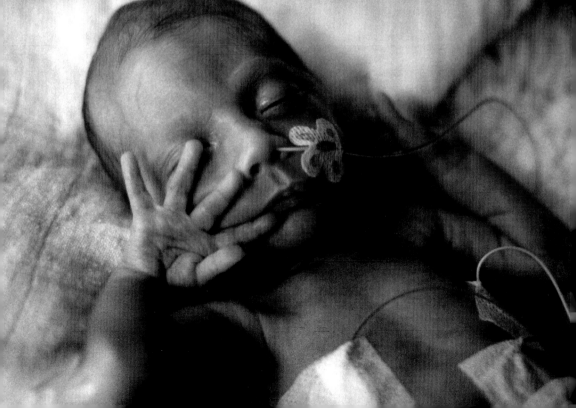

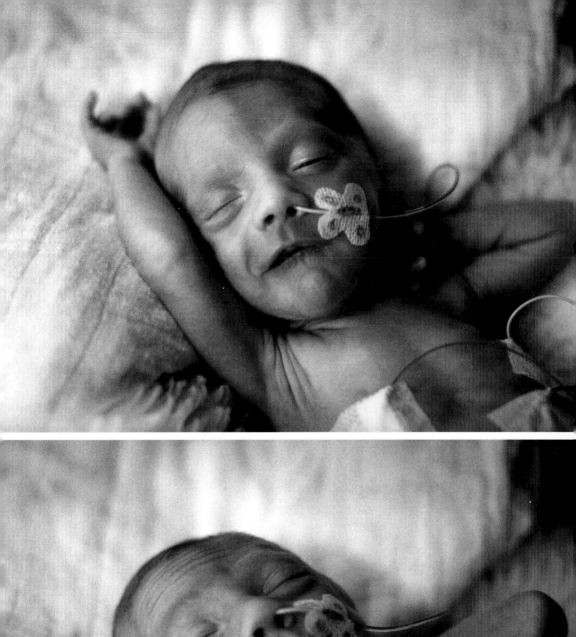
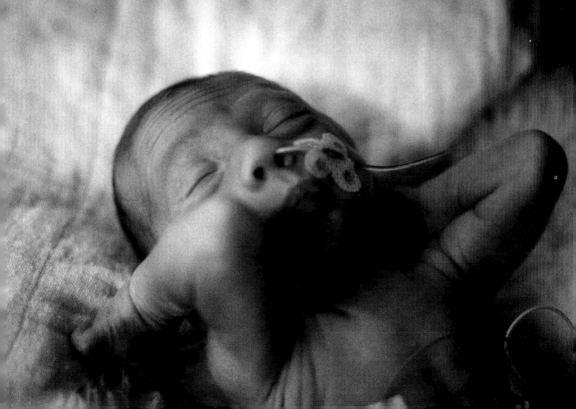

Drei Wochen sind vergangen.

Fedja ist gewachsen und hat tüchtig zugenommen. Nun liegt er bekleidet im Wärmebettchen.

Täglich kommt seine Mutter. Dann ruht er auf ihrer Brust in engem Hautkontakt und spürt im Rhythmus ihrer Atmung und ihres Herzschlags Wärme und ihre fürsorgliche Aufmerksamkeit. Vielleicht helfen ihm diese Stunden, die an das Kontinuum der intrauterinen Zeit anknüpfen, seine abrupt wechselnden Zustände, von denen sein Gesicht erzählt, zu ertragen. Jetzt, wenn er allein liegt, muss er selbst damit fertig werden.

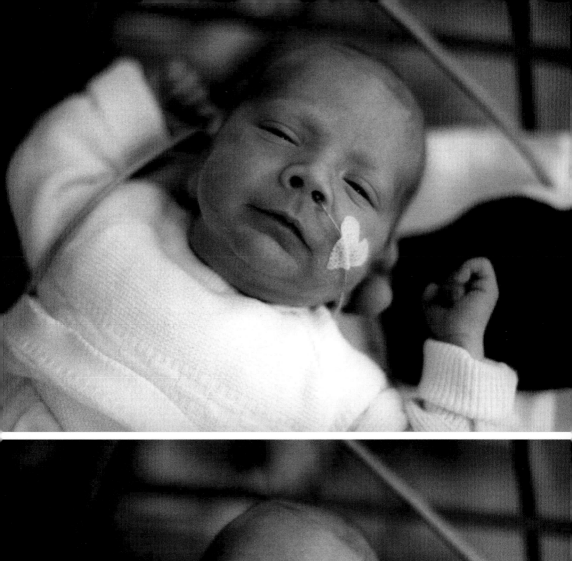
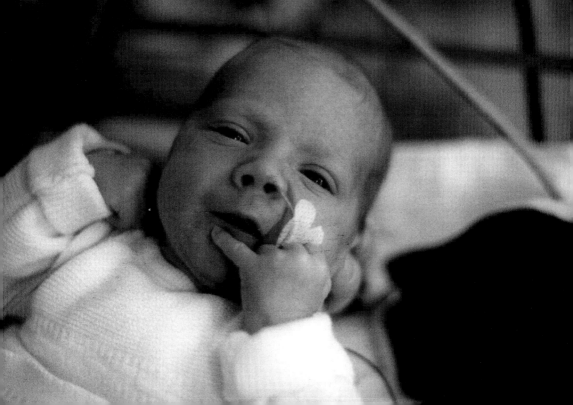

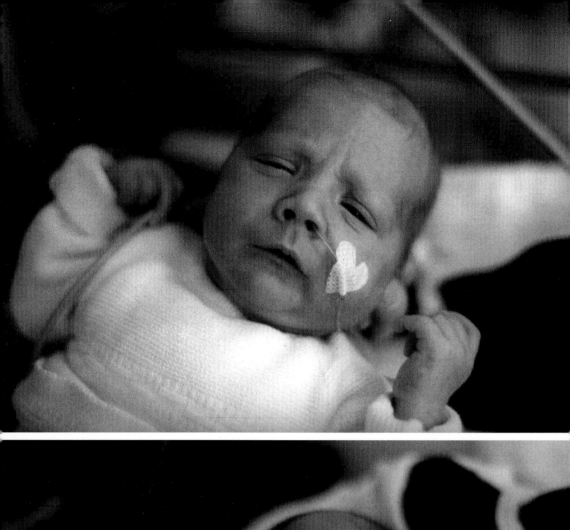
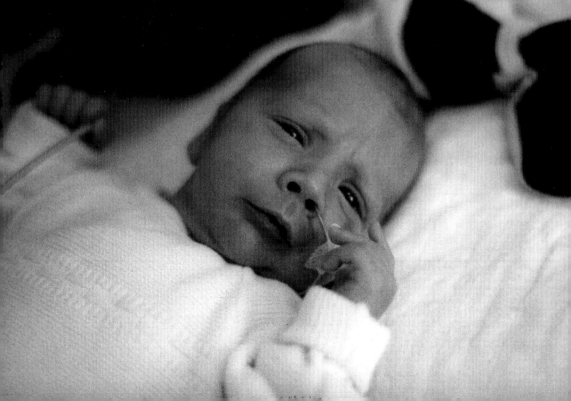

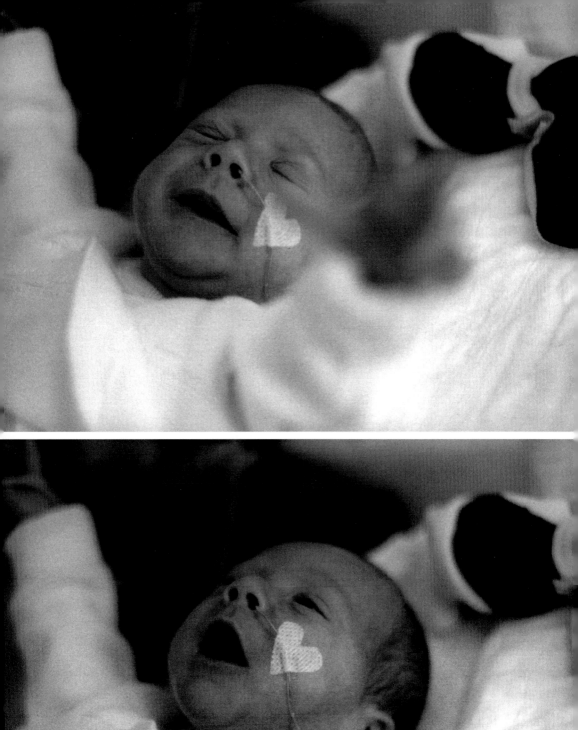

Weitere drei Wochen sind vergangen. Noch trennen Fedja sechs Wochen vom eigentlichen Geburtstermin.

Im Kontakt mit seiner Mutter ist er kaum wiederzuerkennen. Sein Gesicht wirkt gereifter und entspannter, als wenn er abgelegt allein in seinem Bett liegt.

Wie erspürt er seine Mutter?

Hat sie gerade mit ihm gesprochen?

Ob sie über ihn nachdenkt, während sie ihn hält?

Kommt es zu einer körperlichen *und* einer seelischen Begegnung? Oder will sie lieber nicht wissen, was ihr Kind fühlt, wenn es unglücklich wirkt? Er scheint ihr viel mitteilen zu wollen.

Nimmt sie sich der emotionalen Botschaften ihres Kindes an, so dass auch in ihm ein innerer (psychischer) Raum des Fühlens entstehen kann?

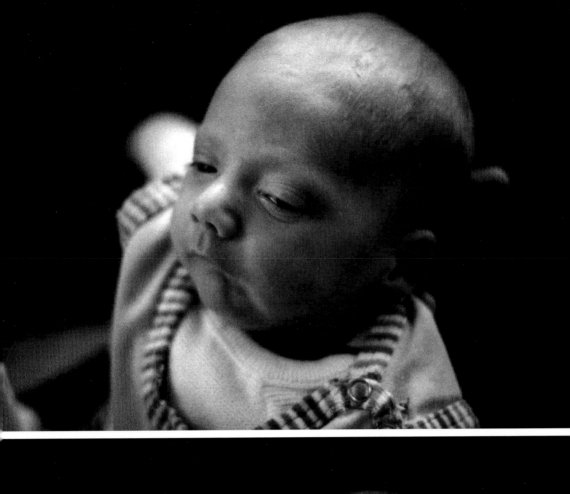
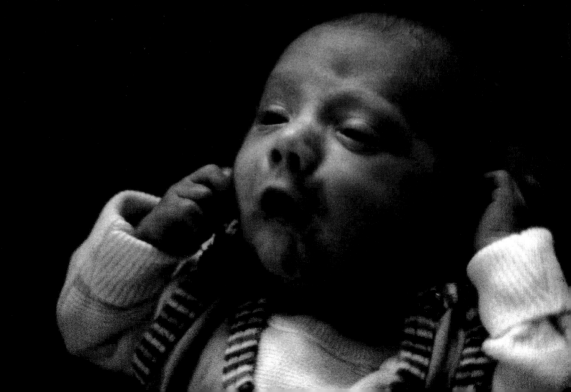

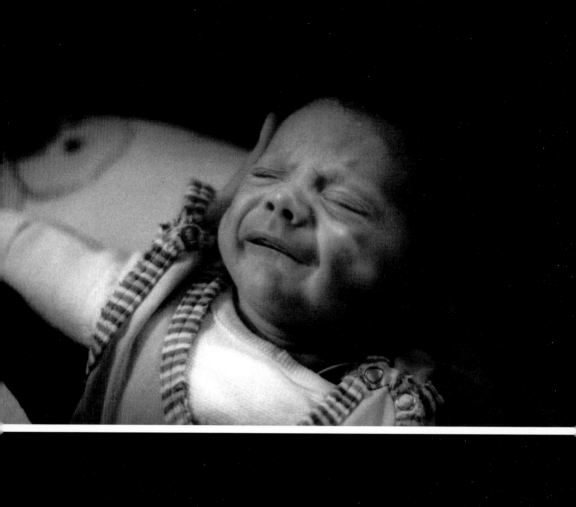
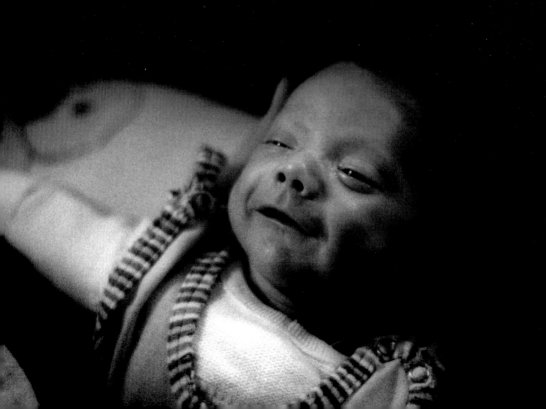

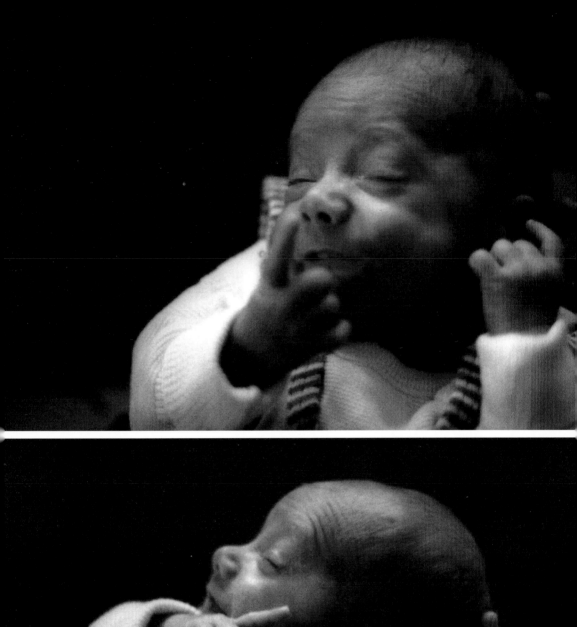
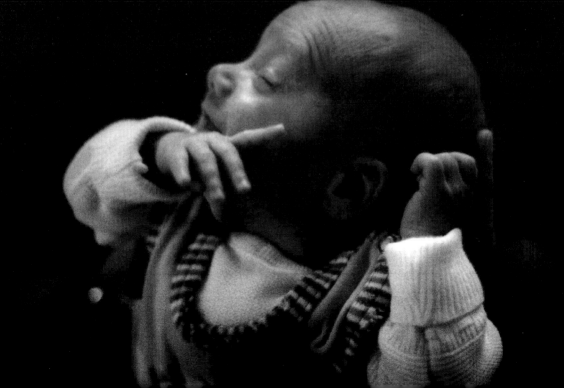

Wie das Frühgeborene die Begegnung sucht

Frühgeborene suchen mit allen Sinnen in der Begegnung nicht nur einen Gegenpol, der ihr Befinden widerspiegelt, sondern auch den Anderen, der ihre Botschaften emotional beantwortet. Diese Fähigkeit bringt zwar jedes Kind mit auf die Welt, aber es bedarf der Begegnung mit einem Menschen, damit sie sich entwickeln kann und so zum Tragen kommt.

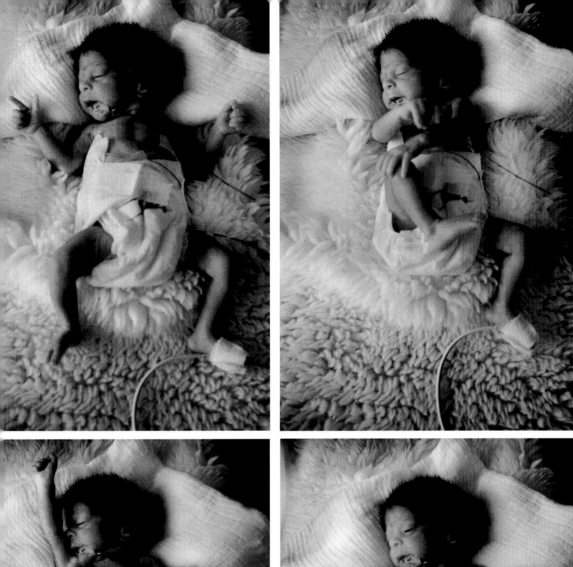
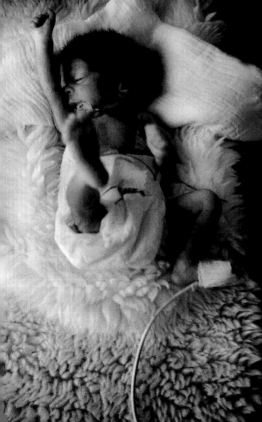
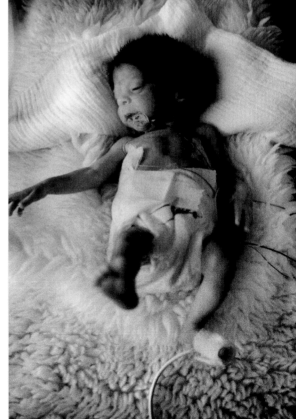

Alleingelassen im Inkubator scheint das Kind auseinanderzufallen. Ein Zentrum fehlt.

Als die Hände das Kind ergreifen, wendet es sich ab. Vielleicht fürchtet es einen Schmerz.

Die sanfte Berührung dagegen vermittelt eine beglückende Verbindung.

In den Armen und im Blick der Mutter findet das Kind ein Gegenüber.

Was der leere Mund vergeblich sucht, wird vom Kind durch die Umklammerung des mütterlichen Fingers verdeutlicht: ineinanderpassen und zusammenkommen.

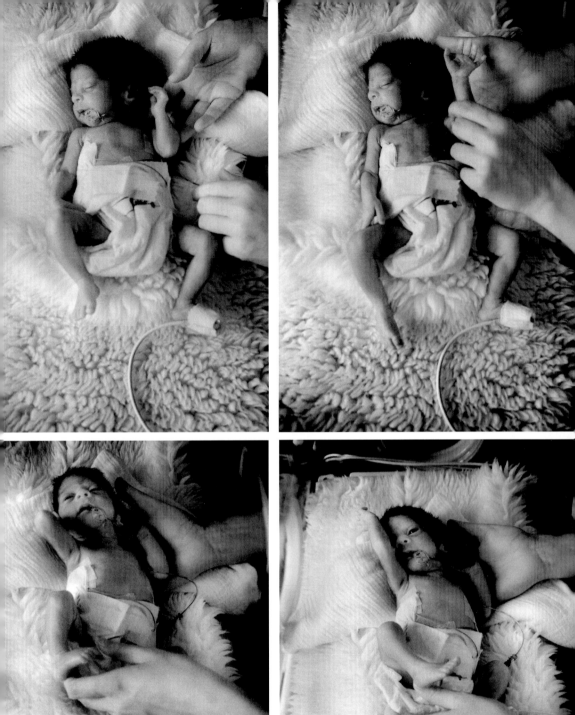

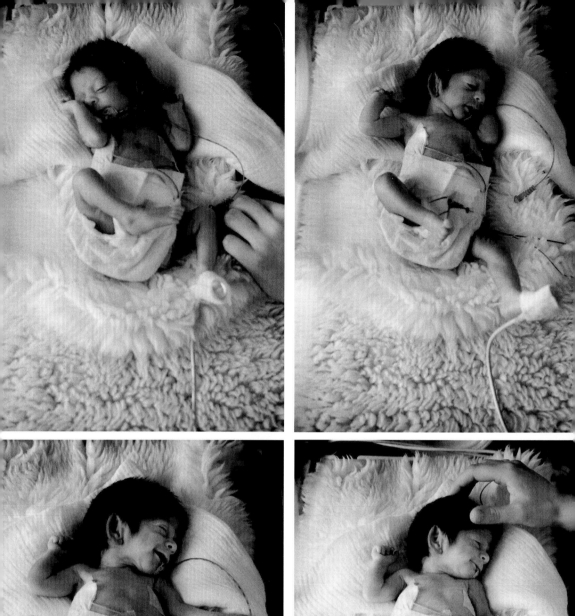
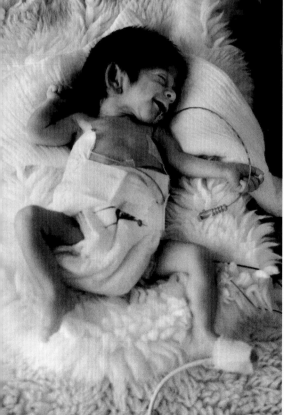
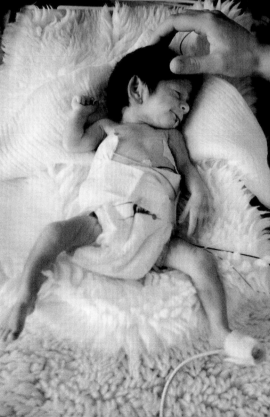

Wenn etwas Drittes entsteht

Der Mund sucht den Daumen, und der Daumen sucht den Mund. Wenn der Daumen den Mund sucht und der Mund den Daumen sucht, so sind das keine reflektorischen oder zufälligen Bewegungen. Vermutlich beruht das mühevolle Zusammenkommen von Daumen und Mundhöhle auf einer Vorerwartung oder Vorerfahrung des Fötus, die sich auf ein leib-seelisches Gefühl des Gefüllt-Werdens und des Leer-Seins beziehen.

Bereits vorgeburtlich gibt es die Möglichkeit, darüber gewisse Erfahrungen zu machen, zum Beispiel wenn die Stimme der Mutter zu hören ist, »füllt« sie das Kind; wenn die Stimme nicht da ist, kann die Leere konkret mit dem Daumen im Mund gefüllt werden. Das gelingt, weil das Fruchtwasser die Schwerkraft mindert und die Bewegung erleichtert.

Setzt das Kind nach der Frühgeburt dieses Muster fort? Oder muss der Daumen als Ersatz dienen für die emotionale Leere, in die das Kind gefallen ist, auch für die fehlende Brustwarze?

Sein Erleben schafft entlang seiner körperlichen Aktivitäten eine neue Dimension als Voraussetzung für seinen inneren Raum. Daraus entsteht eine neue Kraft, das Alleinsein zu bewältigen.

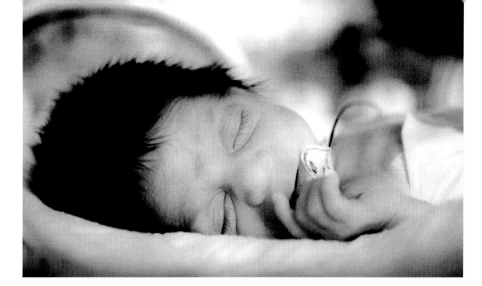

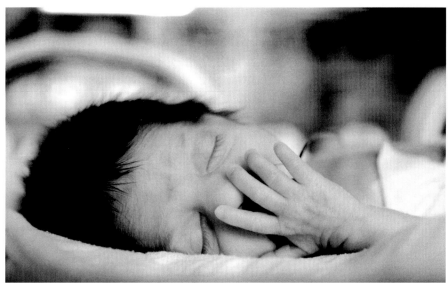

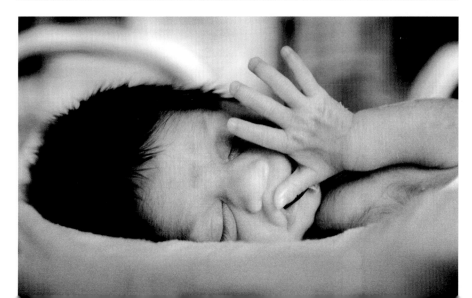

Allein im Inkubator – sehen und fühlen

*D*ie sichtbare Welt ist klein. Die Sehschärfe des Kindes reicht vermutlich gerade aus, das Innere des Inkubators zu erfassen. Seltsame Dinge befinden sich in seiner Umgebung, die so ganz anders wirken als die lebendigen Augen, Hände, Finger, die manchmal auftauchen.

Mit welchen Gefühlen sind die unlebendigen Strukturen verbunden? Sind sie nur tot? Oder verkörpern sie Alleinsein, Getrenntheit, Schmerz? Oder sind sie bereits mit einer hoffnungsvollen Erinnerung verbunden?

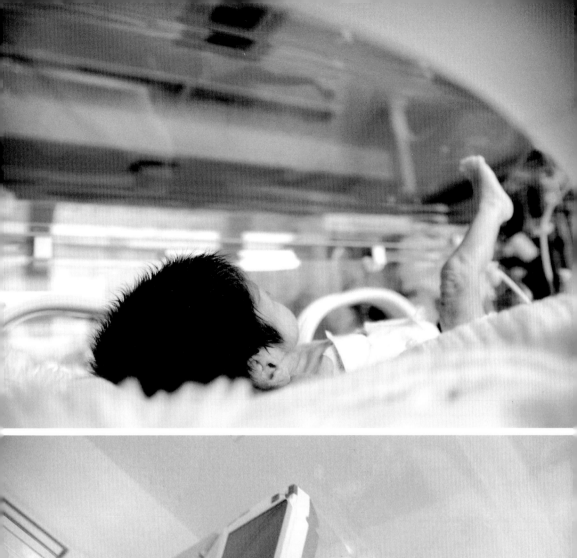
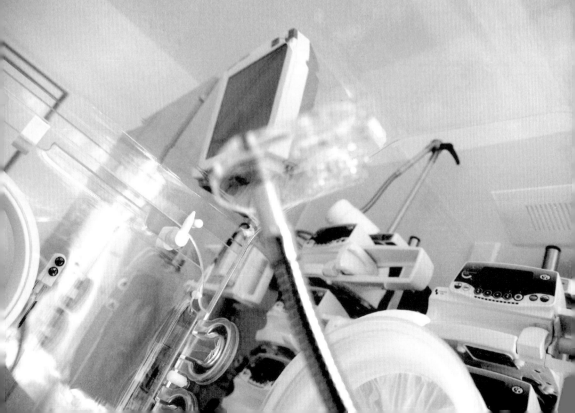

Zusammenkommen – Bindungen entstehen

*D*ie Frühgeburt ist nicht wiedergutzumachen, der Riss wird bleiben. Darüber ist das ganze Familiennetz zusammengebrochen, weil alle traumatisiert sind. Kann dennoch eine Eltern-Kind-Einheit entstehen? Am Körper ihrer Eltern scheint es den Kindern am besten zu gehen, die Atmung wird stabiler. Deshalb sollte jede Gelegenheit, die Einheit zwischen Kind und Mutter zu rekonstruieren, genutzt werden. Diese Einheit herzustellen ist sehr anstrengend und schwer auszuhalten. Die meisten Eltern benötigen selbst einen Container für ihre Schuldgefühle und Ängste, denn die Ängste der Kinder reaktivieren auch eigene frühe Ängste in den Eltern. Sie brauchen Entlastung, um alle Sinne auf ihr Kind ausrichten zu können. Wer stellt sich als Behälter zur Verfügung?

Väter übernehmen, wenn die Kinder stundenlang auf ihrer Brust oder in ihren Armen ruhen, im wahrsten Sinne des Wortes, eine haltgebende Aufgabe, die unter normalen Umständen in der Frühzeit mehr den Müttern vorbehalten bleibt.

Trotz des Wissens, dass Körperkontakt und die Begegnungen mit den Eltern ein zentrales Entwicklungsmoment für die Frühgeborenen darstellen, sind die äußeren Bedingungen, unter denen die Mütter und Väter mit ihrem Baby zusammenkommen, oft spartanisch. Die Räume sind mehr auf die Geräte und die technischen Erfordernisse ausgerichtet. Die Intimität wird zu wenig geschützt. Wie unentrinnbar die kleinen Menschen ihrem Dasein ausgeliefert sind, wird deutlich, wenn wir uns vergegen-

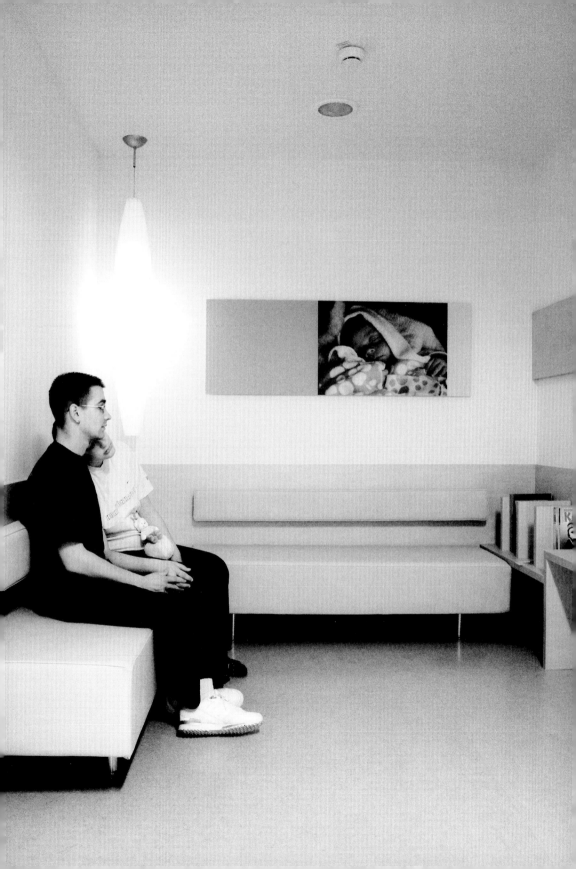

wärtigen, welchen Hörerfahrungen das Kind ausgesetzt ist. Die einmalige mütterliche Stimme hat das Kind verloren. Stattdessen dringt trotz aller Rücksichtnahme ständig eine Mischung aus verschiedenen Stimmen, Pieptönen, Babygeschrei, Telefonklingeln, Gesprächen, Maschinengeräuschen an sein Ohr. Dieser Geräuschpegel wird für viele Frühgeborene der Ur-Sound, der zu ihrem Dasein gehört. Einige Eltern berichten, dass dessen Fehlen nach der Entlassung aus dem Krankenhaus ihre Kinder zu beunruhigen schien.

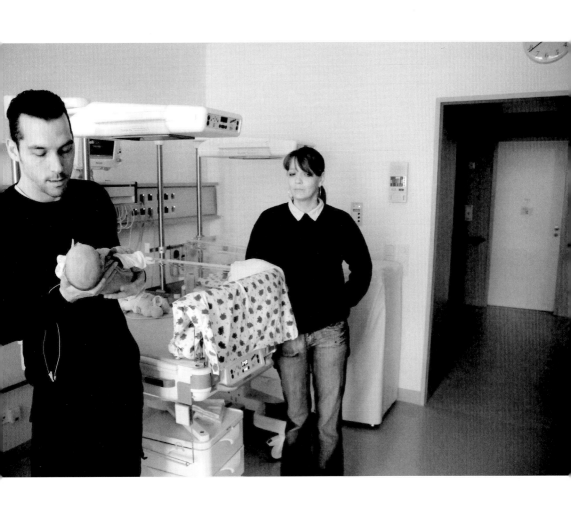

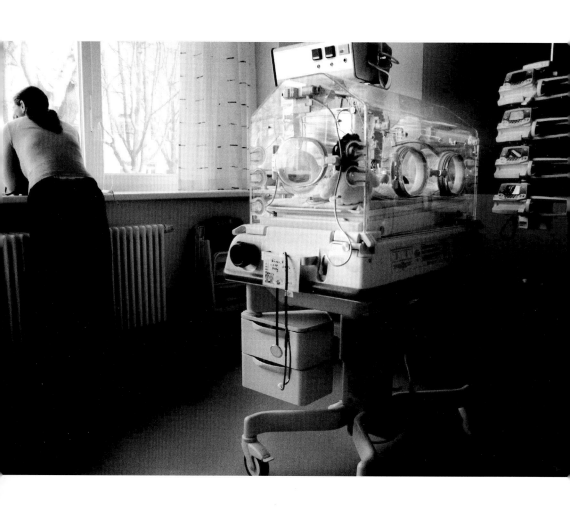

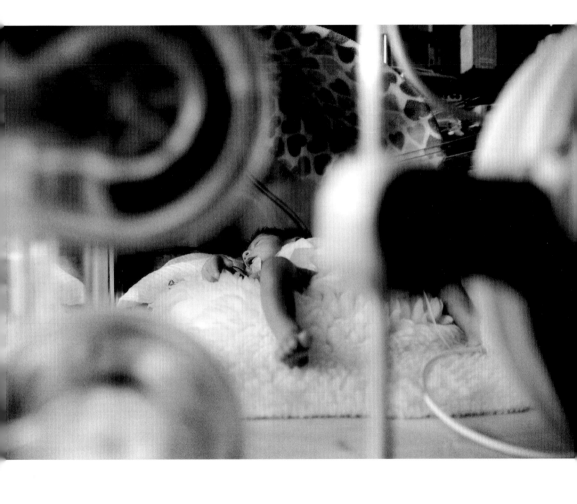

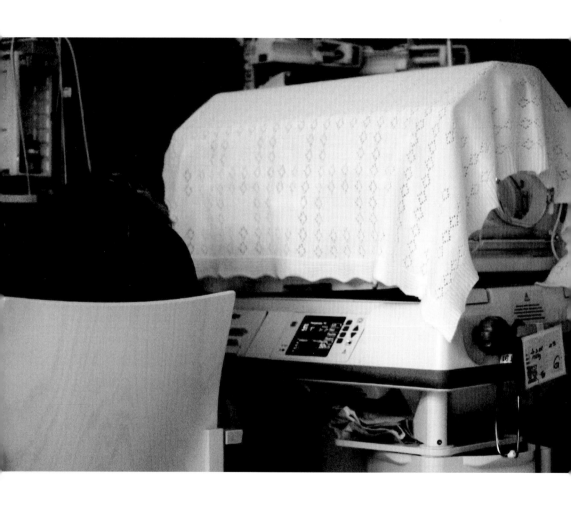

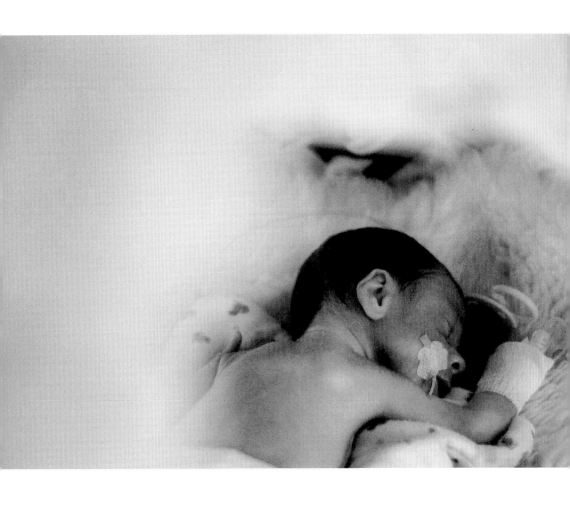

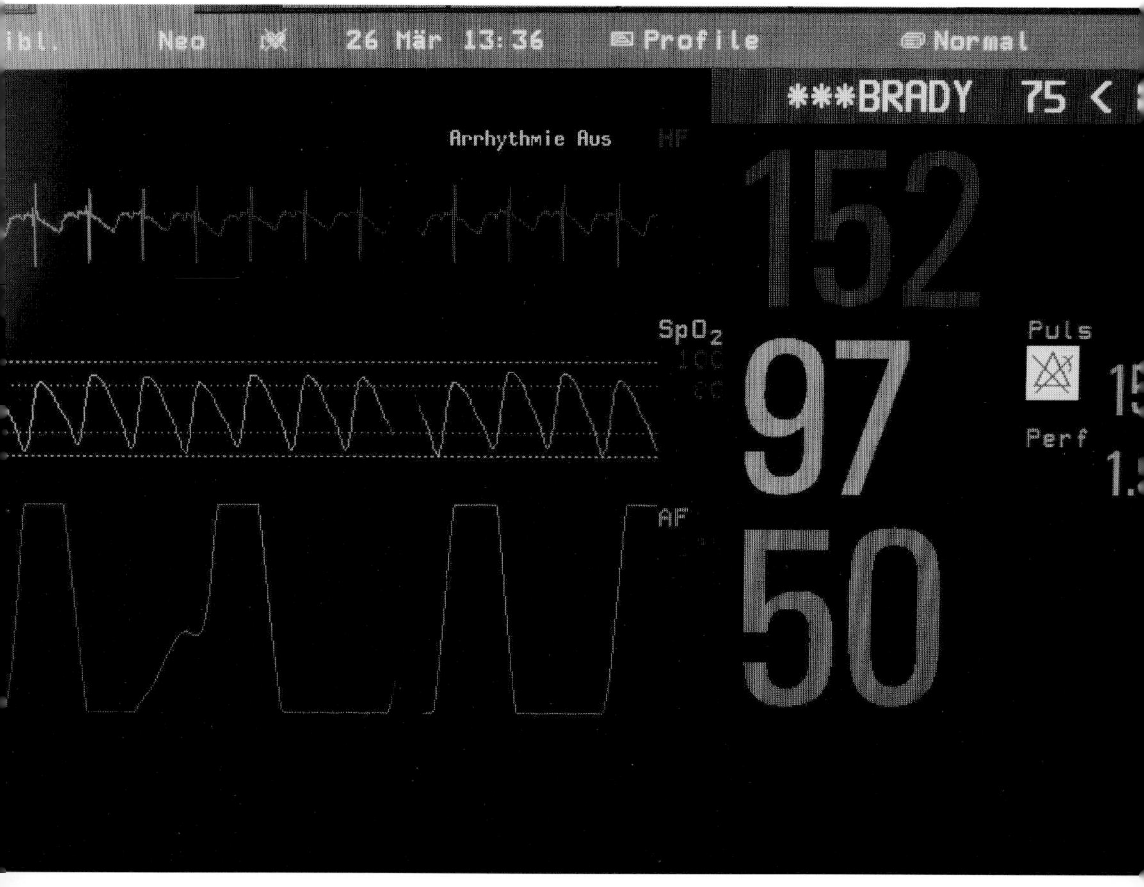
ibl.
Neo
26 Mär 13:36
Profile
Normal
***BRADY 75 <
Arrhythmie Aus
HF
152
SpO2
97
Puls
Perf
AF
50

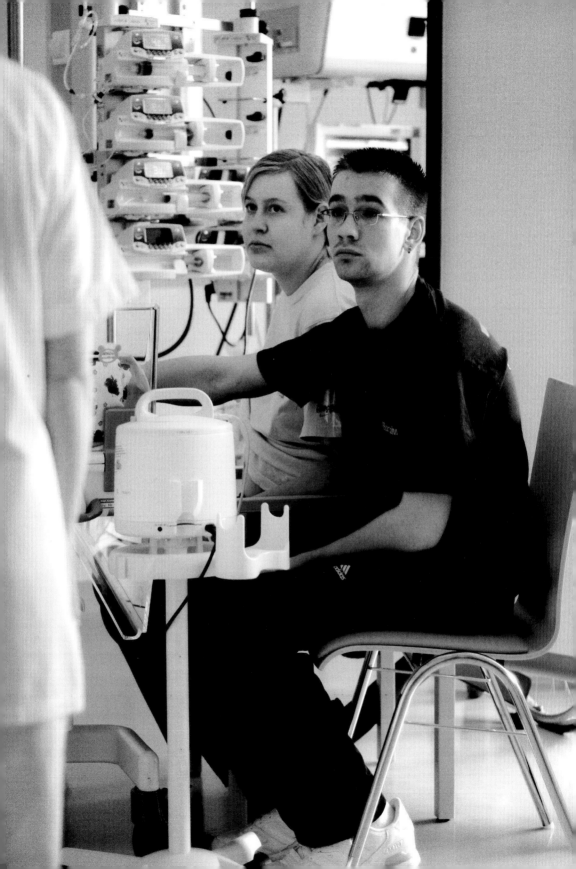

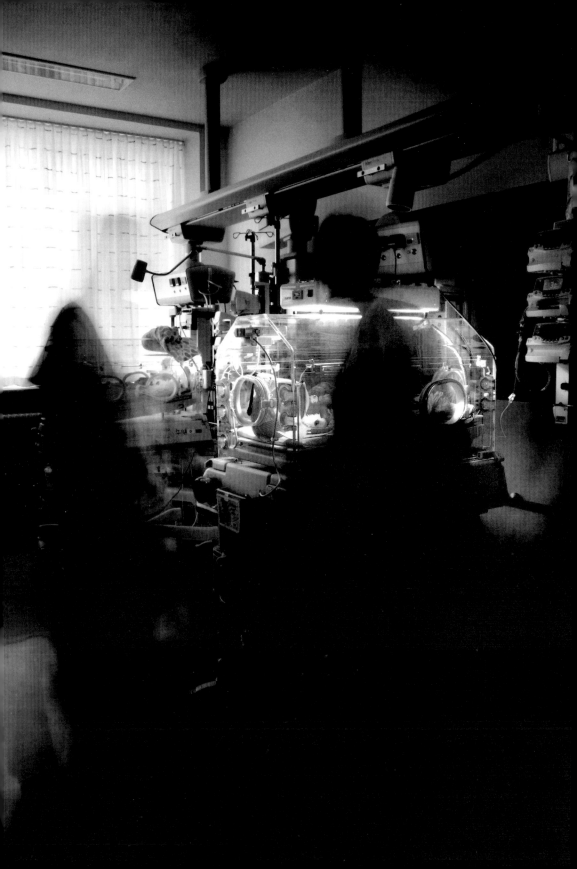

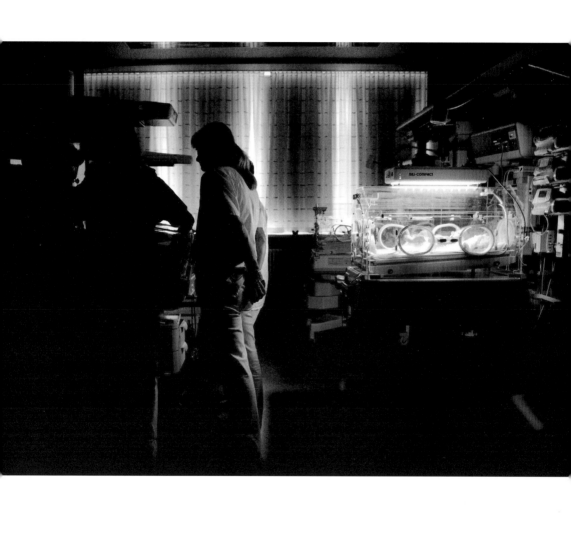

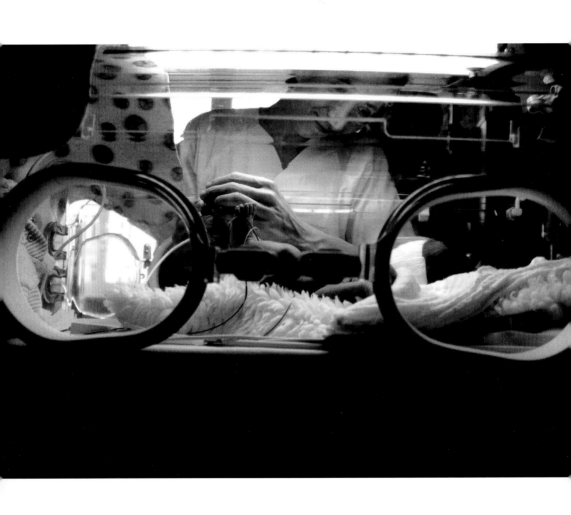

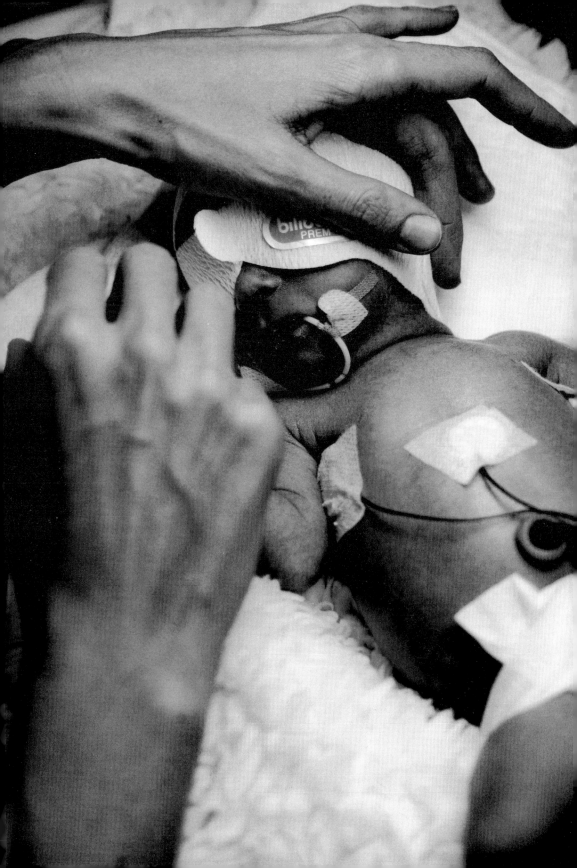

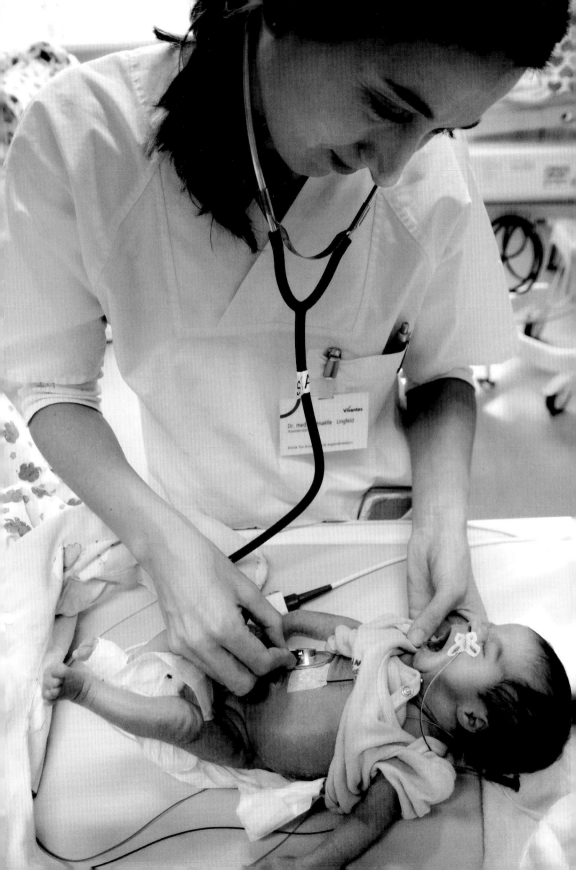

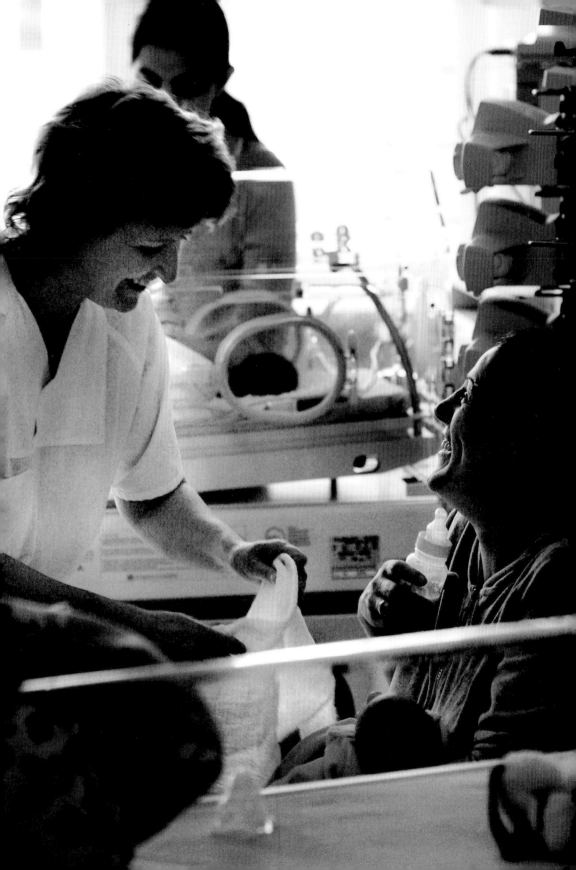

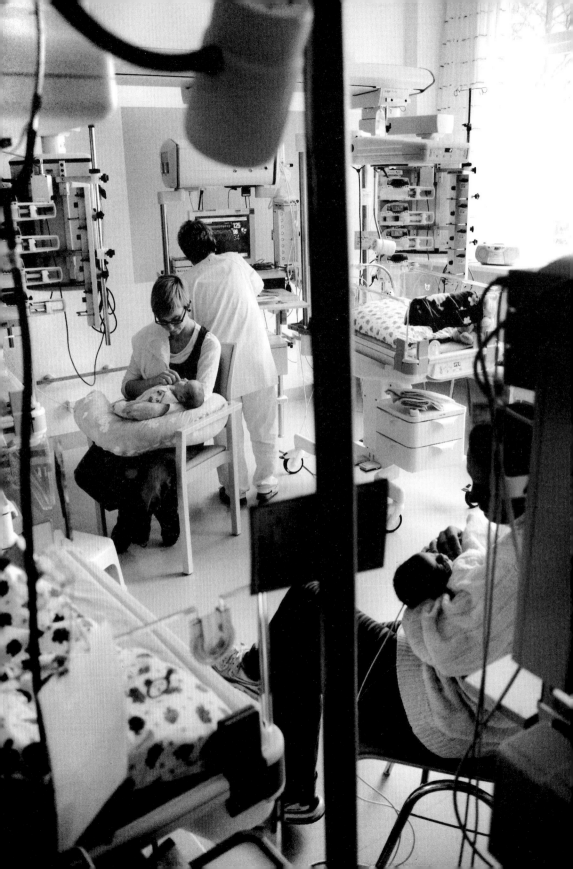

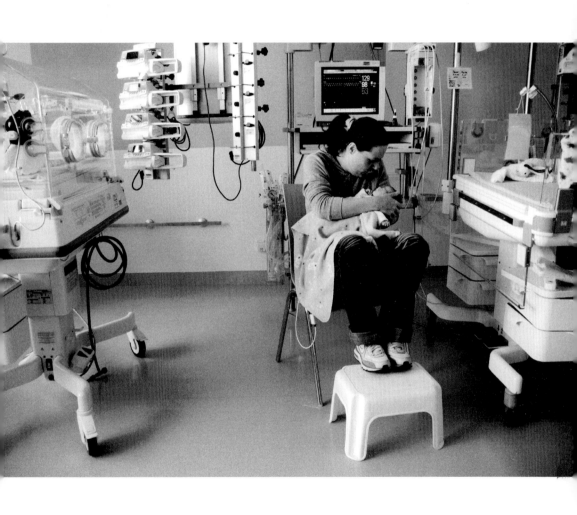

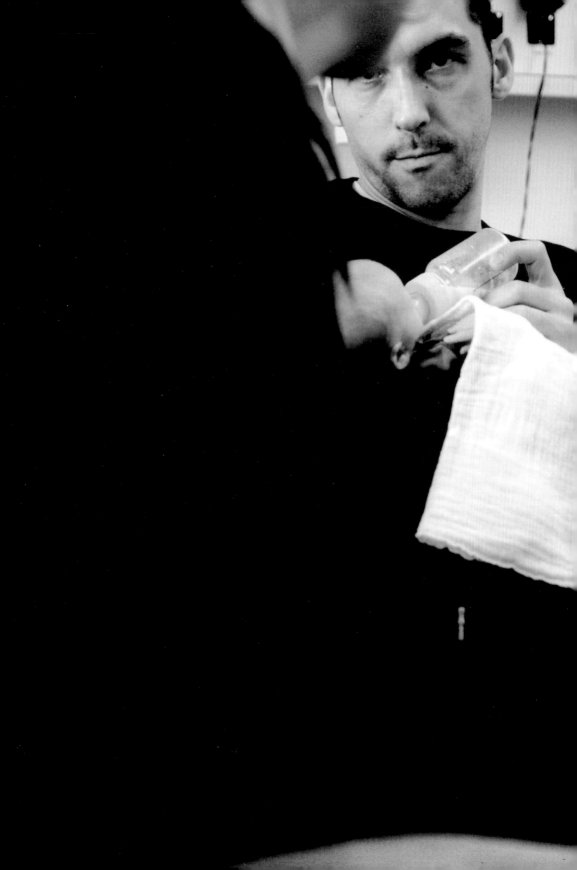

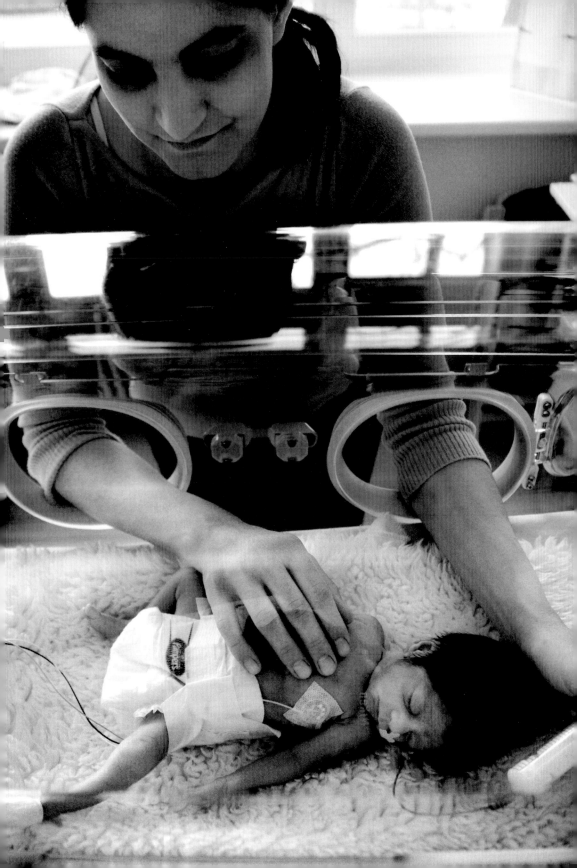

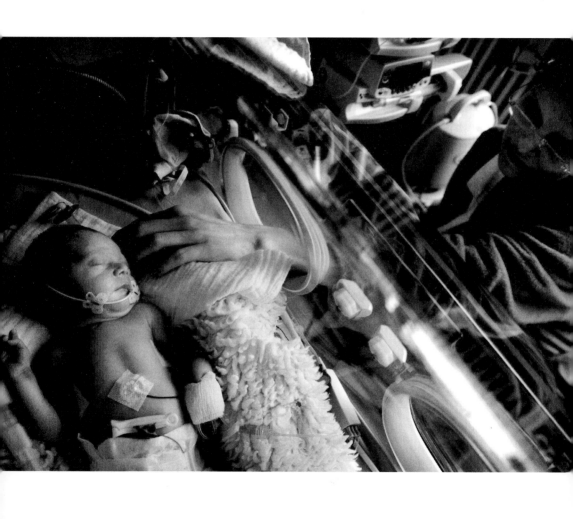

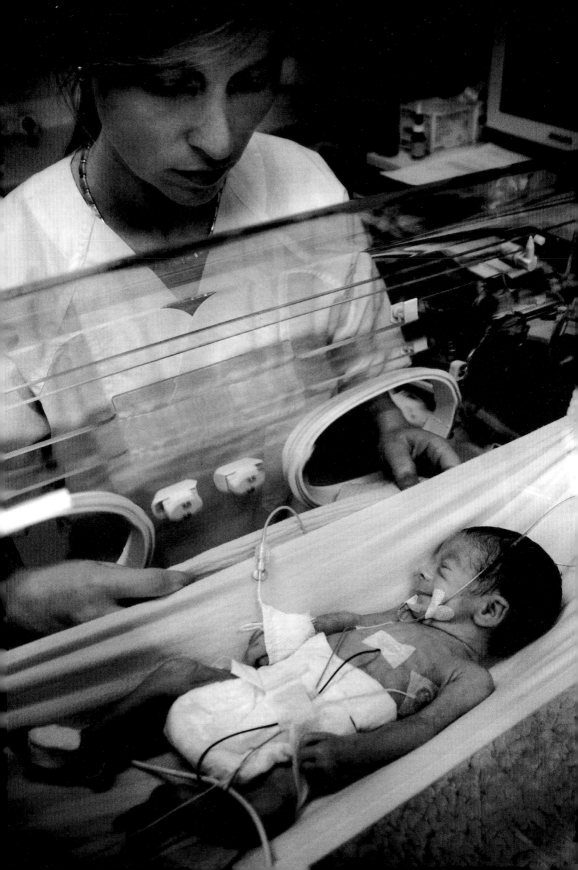

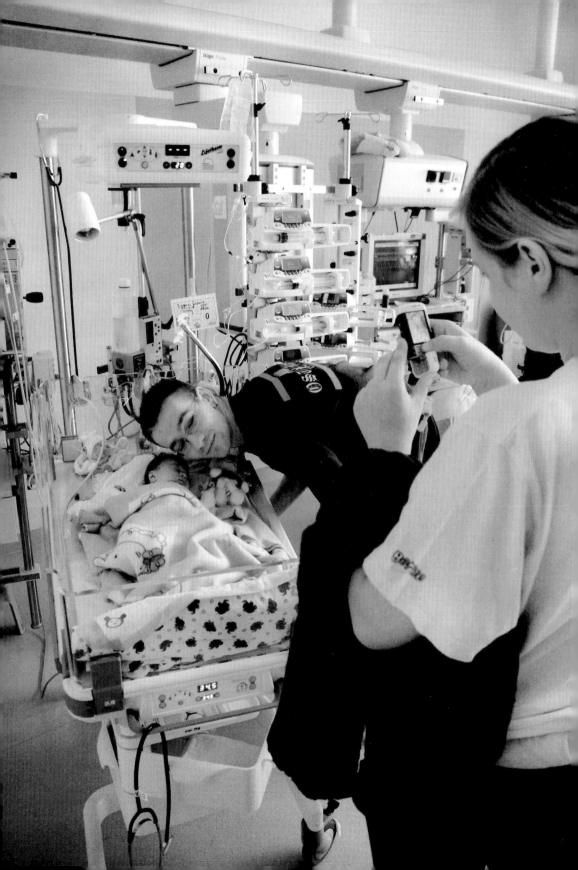

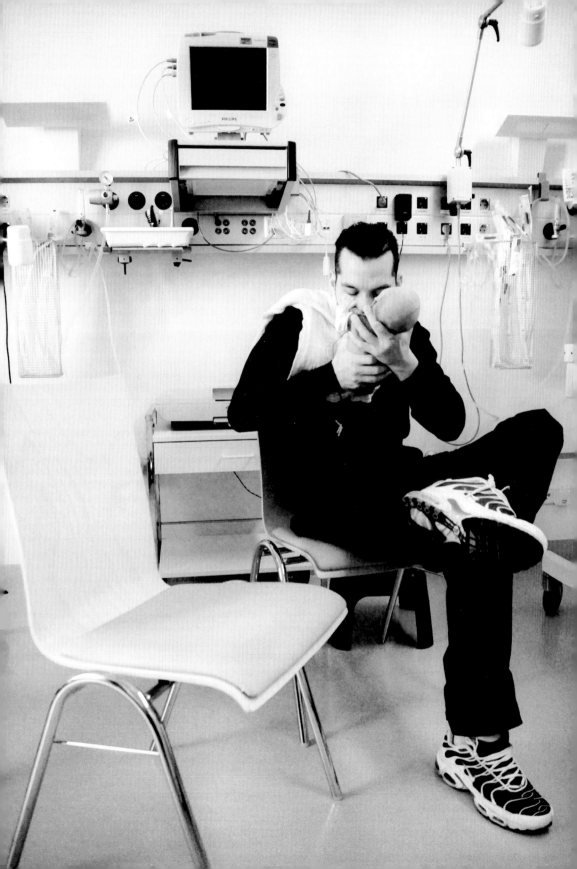

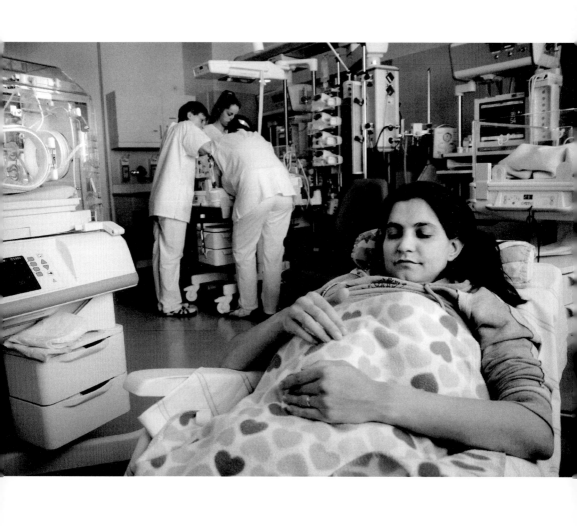

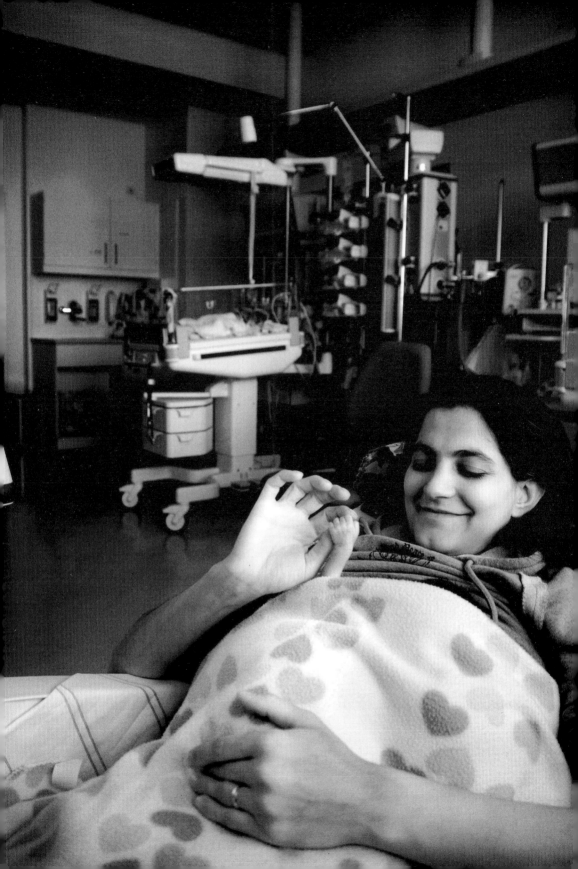

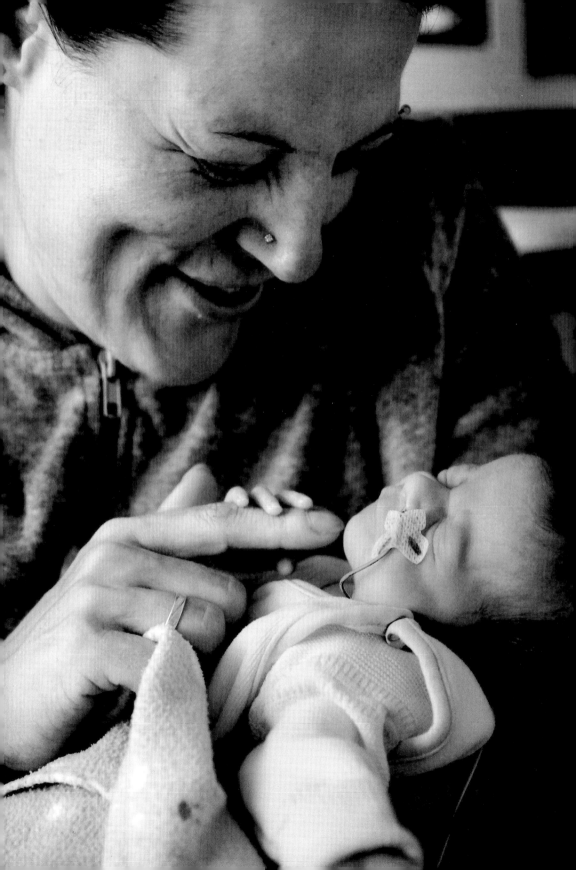

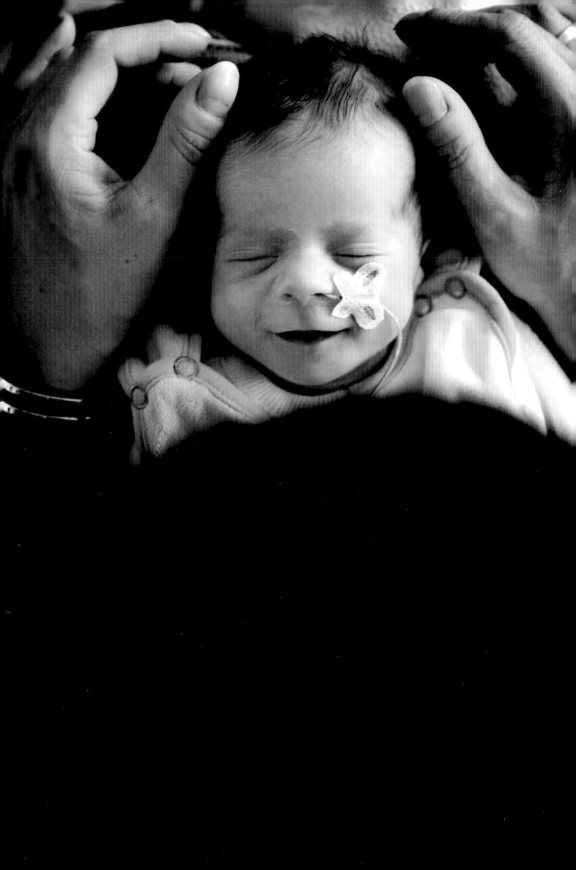

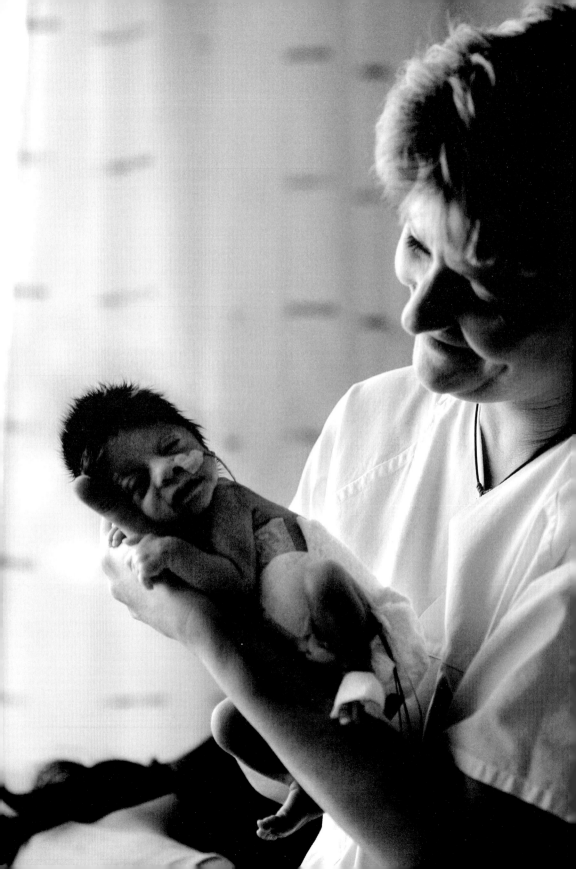

Abgeschottet

*E*in kleiner Junge liegt unter der Blaulichtlampe, eine Atemhilfe ist ihm vor den Mund gebunden. Die Augen sind mit einer Maske verdeckt. Der Kleine liegt auseinandergefallen – Arme und Beine voneinandergestreckt – auf seinem Fellchen. Der Brustkorb bewegt sich heftig, die Atemwelle geht bis in den Bauch hinein. An der Haut hängen noch die letzten Reste der Schuppung, weiße Hautfetzen, ansonsten ist der kleine Kerl rosig durchblutet. Wie das für ihn wohl sein mag? Er hört Stimmen, Geräusche, kann aber auf keinen Fall etwas sehen. Er ist völlig abgeschirmt. Obwohl er durch die Lampe auch gewärmt wird, vermittelt seine Beziehungslosigkeit der Beobachterin ein Kältegefühl. Er rührt sich kaum, liegt nur da, so auseinandergefallen. Manchmal wird seine Atmung schwach und der Notruf meldet sich, dann stimuliert ihn eine Schwester an der Fußsohle mit einer leichten Druckmassage und er atmet für eine Weile wieder besser.

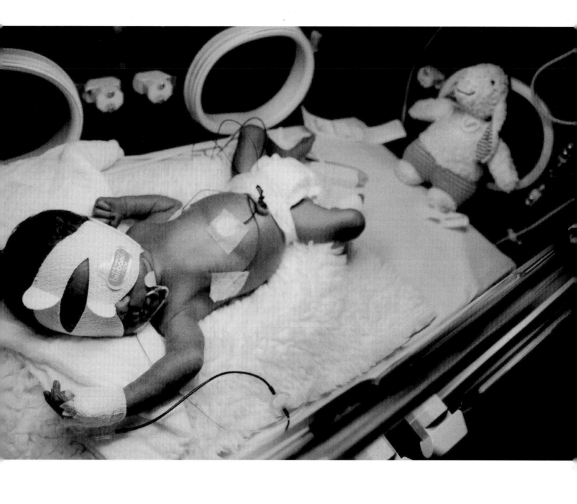

Szenen

Sich wehren

Kira, sie ist zehn Tage alt, soll über die Sonde gefüttert werden. Zuvor will die Schwester die Sonde von einem Mundwinkel zum anderen verschieben und mit einem Pflaster fixieren; erstaunlicherweise beginnt das kleine Kind nun, sich mit seinen Händen gezielt und heftig gegen die Manipulation zu wehren. Sogar der Körper bäumt sich ein wenig auf. Es wirkt wie ein Kampf mit den Fingern der Schwester, die vorsichtig einen Pflasterstreifen um die Sonde gelegt haben. Sobald die Sonde festgeklebt und die Finger verschwunden sind, beruhigt sich Kira von einer Sekunde auf die andere. Das ist wirklich erstaunlich und bekräftigt mich in der Annahme, dass sie Angst hatte und sich schützen wollte. Die Schwester erläutert mir, dass das verwunderlich sei: Beim Sondenlegen, also wenn die Sonde über die Speiseröhre in den Magen hineingeschoben würde, wehrten sich die Kinder kaum, während sie sehr energische Bewegungen gegen die Hände der Schwester vollführten, wenn das Pflaster angeklebt würde.

Eine ähnliche Reaktion erlebe ich, als sie kurze Zeit später an Kiras Füßchen die Sauerstoffsondenfühler mit einem Klettband befestigt. Kira kann nicht wissen, dass alles, was die Schwester für sie tut, ihrem Überleben dienen soll. Ob die Abwehr damit zu tun hat, dass das Kind seine Haut schon differenzierter als Grenze seiner Person wahrnehmen muss, aber seine Innenräume noch nicht so mit Erfahrungen gefüllt sind? Kira hatte nach der Geburt noch nicht erleben können, dass durch das Zusammenspiel ihres Saugens und der gereichten Brust bzw. dem Flaschennuckel etwas von außen nach innen gelangt, das ihr gut tut. Sie weiß noch nicht, wie gut sich ein gefüllter Mund anfühlt, wie Milch schmeckt.

An der Körperoberfläche dagegen spielte sich schon vieles ab, das aber von ihr eher wie ein Gegeneinander und nicht wie ein erfüllendes Miteinander erlebt wurde. Sind die äußeren Abwehrbewegungen ein Angstreflex oder verbunden mit der inneren Vorstellung eines gefährlichen Anderen, sobald der Körper berührt wird? Könnte eine solche innere Vorstellung zu einer Verwirrung führen, die Begegnung mit Bedrohung vermischt?

Diese Szene und die Mitteilung der Schwester veranschaulichen, wie konkret körperliche Vorgänge mit psychischem Erleben und vermutlich auch mit inneren Vorstellungen verknüpft sind.

Ablehnung und Mangelgeburt

Eine Mutter, bekleidet mit Basecup und forscher Sportjacke, sitzt im Lehnstuhl. Den neugeborenen Sohn hält sie mit etwas Körperabstand auf dem Arm. Wortlos, mit ernster Miene schaut sie das Kind an, und das Kind schaut sie an. Seine Augen suchen regelrecht das Gesicht der Mutter ab, es ist unglaublich wach, obwohl es erst gestern zur Welt kam. Sein Köpfchen wirkt durch einige Kratzer und Druckstellen und Verschrammungen wie geschlagen. Der ganze Kerl wirkt überhaupt jämmerlich, und die Beziehung zwischen den beiden, die von Seiten der Mutter so offensichtlich distanziert ist, wirkt auch jämmerlich. Ich bleibe eine Weile bei ihnen stehen, stelle mich vor. Die Mutter lächelt flüchtig, sagt aber kein Wort. Sie wirkt wie abgeschottet. Später erfahre ich, dass das Baby zwar termingerecht geboren wurde, aber mit 1.880 Gramm sehr untergewichtig ist. Seine Mutter hat bereits drei erwachsene Kinder. Vermutlich handelt es sich um einen unerwünschten Nachzügler. Die Mutter rauchte während der Schwangerschaft mindestens 20 Zigaretten täglich, was höchstwahrscheinlich zu einer Plazenta-Insuffizienz (eine Funktionsstörung) führte. Das Kind sei im Bauch halb verhungert. Auch nach der Geburt scheint die mütterliche Zuwendung nur mangelhaft zu sein. Als die Mutter gegangen ist, holt die Schwester das Baby, um es mit der Flasche zu füttern. Sie hält es im Arm, und wir schauen beide besorgt auf das Kind. Wie wird das weitergehen? Wird sich die Mutter, vielleicht mit Hilfe ihrer erwachsenen Kinder, auf das Baby einstellen können?

Dann wird das Baby zur Sonografie gebracht. Sein Köpfchen soll auf verdeckte innere Schädigungen untersucht werden.

Einen Namen geben

An einem Bettchen werde ich auf ein seltsames Schild aufmerksam gemacht. Zu lesen sind Nachname, Geburtsdatum vor 14 Tagen, das Gewicht und dann mit nachgekritzelter Schrift der Vorname.

»Aha, jetzt hat es einen Namen«, staunt eine Schwester, als sie an das Bett tritt, »das muss ja ganz frisch sein!«

Der Fotograf berichtet mir, dass er gestern bereits an dem Bettchen gewesen sei, da habe noch kein Vorname dran gestanden. Dann hätte er die Eltern getroffen, mit ihnen gesprochen und die Erlaubnis bekommen, das Kind zu fotografieren. Vielleicht, vermutet er, sei dieses persönliche Interesse eines Dritten an ihrem Kind für die Eltern der Anstoß gewesen, ihm endlich einen Namen zu geben.

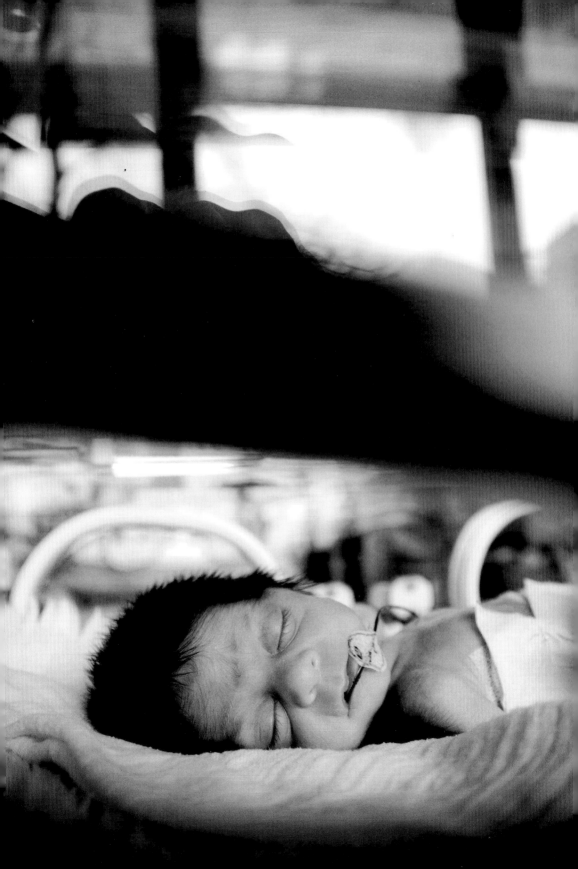

In guter Verbindung

Eine Mutter nimmt ihr Kind behutsam aus dem Inkubator und in den Arm.

Im Bettchen war das Kind recht unruhig, bewegte Arme und Beine ungerichtet, hatte die Augen geschlossen. Nun, auf dem Arm der Mutter, entspannt sich das Gesicht, das Stirnrunzeln zerfällt und Ruhe kehrt ein. Die Atmung wird tiefer. Das ganze Körperchen strahlt etwas von Aufgehoben-Sein aus. Als die Mutter die Hand des Kindes erfasst und streichelt, zieht das Kind sie behutsam weg, streckt die Finger und legt seinen Arm an den Körper, als sei ihm diese intensive Berührung zu viel.

Als die Mutter es behutsam wiederholt streichelt, umfasst das Kind ihren ausgestreckten Finger, als suche es einen Halt.

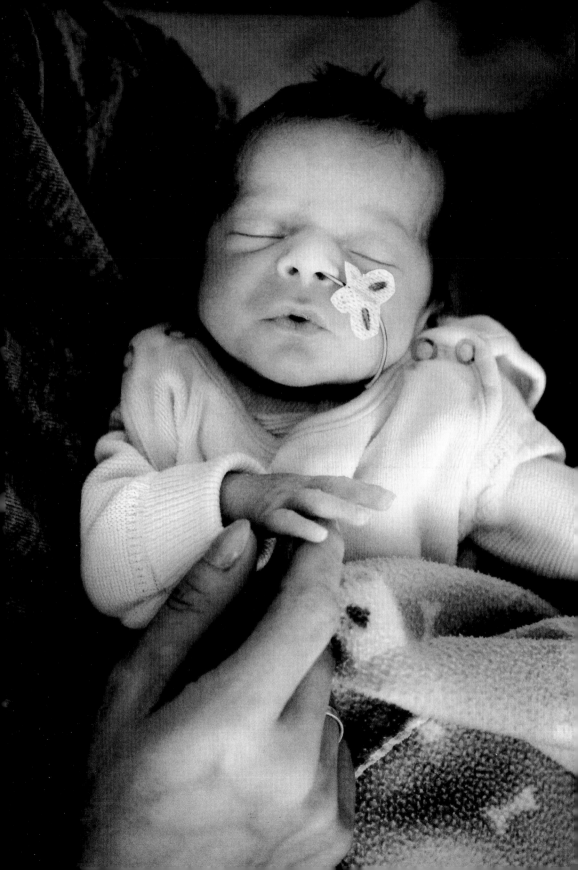

Schock

An einem Inkubator treffe ich auf ein Elternpaar. Der Vater will gerade gehen. Die Mutter sitzt auf einem harten Holzstuhl, der eigentlich eher für Kurzbesuche dienen sollte, nahe vor dem Inkubator und starrt hinein. Er umarmt seine Frau, die kaum reagiert, wirft einen Blick auf das Kind und verlässt den Raum. Ich sehe ein sehr kleines Kind, das sich kaum bewegt. Seine Augen sind geschlossen. Es wird beatmet, der Brustkorb arbeitet heftig, aber sonst geht keinerlei Regung von dem Kind aus. Die Mutter wirkt geschockt, ebenso wie ihr Kind. Sie sind nahe beieinander, aber nicht in Kontakt miteinander. Die Mutter sagt mehr vor sich hin: »Es ist tapfer.« Sie blickt mich ernst an und berichtet mit tonloser Stimme, dass es gestern Abend plötzlich zu einer Frühgeburt gekommen war, »aus heiterem Himmel«. Man versuchte vergeblich nachzuforschen, wodurch die Frühgeburt ausgelöst wurde, aber man habe nichts gefunden.

Mit mechanisch wirkenden Bewegungen zieht sie die elektrische Pumpe heran, legt sie an die Brust und pumpt Milch ab. Dabei schaut sie unverwandt ihr Kind durch die Glaswand an. Ähnlich mechanisch spricht sie weiter zu mir. Sie wage es nicht, das Kind zu berühren, dazu sei sie jetzt noch nicht in der Lage, obwohl sie keine Schuldgefühle habe. Den Schock verdränge sie jetzt. Ich denke, wenn sie davon spricht, dass ihr Kind so tapfer ist, meint sie eigentlich ihre eigene Tapferkeit. Wir sprechen dann darüber, wie wichtig die Beziehung zueinander ist und wie schwer es ist, den Trennungsschock zu überwinden. Ich frage sie, ob sie nicht einen bequemeren Stuhl nehmen könnte, sie säße ja schon lange hier. Den Vorschlag wehrt sie erst energisch ab. Vielleicht gehört auch dies zum Tapfer-sein-Müssen? Dann aber räumt sie ein: »Vielleicht doch, man ist ja so unsicher, man weiß ja noch gar nicht, was man fordern und wie man sich verhalten soll.« Ich betone, dass es sehr wichtig ist, dass auch sie sich gut aufgehoben fühlt, damit eine gute Verbindung entstehen kann.

Wir finden einen geeigneten Stuhl und sitzen eine Weile still zusammen. Der Gedanke, mich von der Mutter und ihrem Kind bald trennen zu müs-

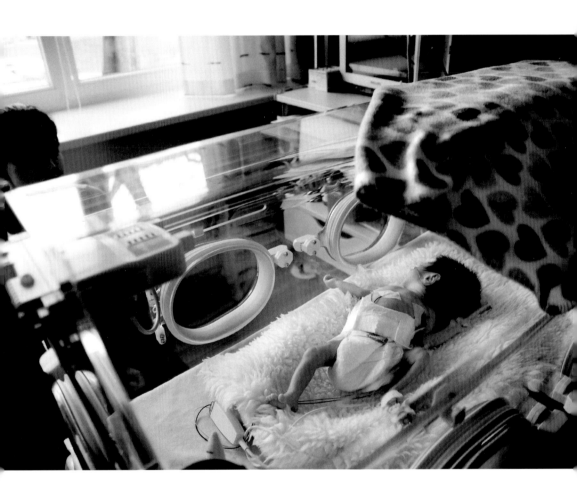

sen, fällt mir schwer. Auch die Kinderärztin, die mittlerweile dazugetreten ist und eine Besserung der Befunde feststellt, kann sich schwer lösen und murmelt, eigentlich müsse sie schon längst in ihrer Sprechstunde sein. Die Erstarrung scheint auch sie zu erfassen. Sie erklärt uns, dass dem Kind noch ein Medikament zur Stabilisierung der Atemfunktion verabreicht werde. Vorübergehend ginge es ihm dann etwas schlechter, aber danach werde es besser und vielleicht auch bald selbstständig atmen können. Da gehe sie aber vorher weg, das halte sie nicht aus, sagt die Mutter. Sie habe ja ursprünglich schon längst gehen wollen. Aber sie bleibt sitzen. Gemeinsam sprechen wir leise darüber, dass von dem kleinen Jungen etwas ausgeht, was uns bei ihm hält. Als uns klar wird, dass er uns dringend auffordert, bei ihm zu bleiben, spüre ich, wie sich die Erstarrung der Mutter etwas löst und ein Mitgefühl aufkommt. Es ist nicht zu übersehen, dass die Mutter eine Begleitung braucht, um die Realität des plötzlichen Getrenntseins auszuhalten und vor der Not des Kindes nicht davonzulaufen.

Sichere Bindung

Andreas wurde erst wenige Stunden, bevor ich ihn sah, geboren. Er kam einige Wochen zu früh zur Welt, liegt aber nicht im Inkubator, sondern völlig frei in einem Bett, das zum Pflegetisch umgewandelt werden kann. Es handelt sich um einen hochtechnisierten Versorgungskomplex. Vor dem Bett sehe ich beide Eltern. Sie schauen auf ihr Kind. Ein kleines Nest aus Polstern umschließt seinen Körper. Zuerst fällt mir das Köpfchen auf, das durch die Sauerstoffmaske nur schwer zu erkennen ist.

Er liegt auf dem Rücken, fast regungslos, atmet gleichmäßig, aber nur flach. Er wirkt wohlgeformt, die Haut leuchtet rosig. Beide Arme liegen nach oben gebogen neben dem Kopf, die Hände sind leicht geöffnet. Die

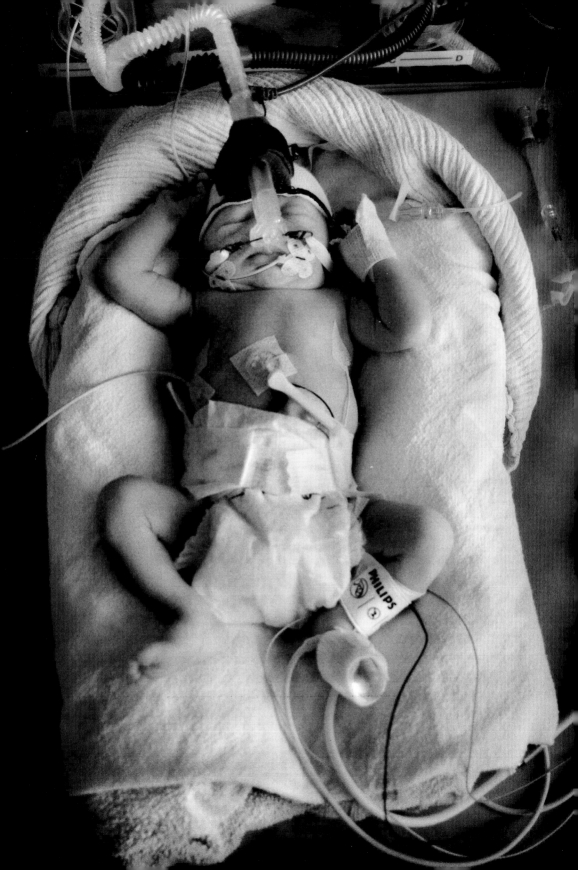

angewinkelten Beine fallen auseinander. Bis auf die Windel und die kleinen Pflaster, die die Sonden fixieren, ist er nackt. Gerade verabschieden sich seine Eltern von ihm. Die Mutter, schmal und blass, mit freundlichem, aber ernstem Gesicht, sitzt im Rollstuhl. Ihr Mann schiebt sie zum Ausgang. Er wirkt kräftig, gefasst und sicher. Ich stelle mich kurz vor, dann bleibe ich allein am Bett zurück.

Das Gesicht des Kindes wirkt traurig, manchmal auch angespannt. Die Stirn zeigt eine senkrechte Falte. Die Augen sind fest zugekniffen. Nur der Mund wirkt lebendig, weil er sich ständig verformt. Es sind weniger Saugbewegungen als ein leises Schnappen. Die vollen Lippen gehen auseinander, manchmal wirkt es, als spräche der Kleine. Ich versuche, die anderen Menschen im Raum auszublenden und mich ganz auf ihn zu konzentrieren. Immer wieder bleibt mein Blick an diesem Mund hängen. Manchmal öffnet er ihn weit, dann wieder presst er die Lippen zusammen. Plötzlich erzittern die Beine. Er zieht sie an den Körper. Bauch, Brustkorb und Arme werden von dieser Bewegung nicht mit erfasst, aber das Gesicht rötet sich, der Mund arbeitet. Schließlich quält sich ein leiser krächzender Schrei aus ihm heraus, und danach kommen wieder die Mundbewegungen. Er wirkt wirklich traurig und verlassen. Ich spüre, wie dieses Gefühl mich ganz erfasst. So sieht nun der erste Lebenstag aus. Andreas liegt da wie abgelegt.

Als das Oberlicht angeschaltet wird, zucken die Augenlider, als versuche er, die verquollenen Augen zu öffnen. Ich hoffe, dass er es nicht tut, denn dann wäre niemand da, der seinen Blick aufnimmt. Unter den Lidern rollen die Augen hin und her, vermutlich war er dieser plötzlichen Helligkeit in den wenigen Stunden seines Erdendaseins schon mehrmals ausgesetzt. Wieder erschauern die beiden Beinchen, ohne dass sich die Bewegung nach oben fortsetzt. Ich frage mich, ob es mit einem inneren Leibgefühl zu tun hat oder ob das grelle Licht das Erleben der Geburt wieder lebendig werden ließ. Andreas sprudelt nun leicht mit den Lippen, so dass kleine Bläschen entstehen. Sein Gesichtsausdruck bleibt angespannt. Sein Körper wirkt zerfallen. Zwischen dem lebendigen Mund und den zitternden

Beinen scheint keine Verbindung zu existieren. Was mag jetzt in ihm vorgehen?

Zusammen mit der Großmutter kehrt der Vater zurück. Die Großmutter spricht das Kind an. Der Vater streicht zaghaft, fast ängstlich über seine Hand. Andreas zieht sie leicht zurück, worauf der Vater erschrickt. Da kommt aus Andreas ein Schrei, begleitet von einer Bewegungswelle, die diesmal durch den ganzen Körper geht. Der Vater ist betroffen, als habe er ihm mit dieser Berührung geschadet. Ich denke, vielleicht hat er der Anspannung seines Kindes zum Ausdruck verholfen, und hoffe, dass er die Berührung wiederholt. Tatsächlich berührt er ihn nach einer kleinen Weile ein zweites Mal. Diesmal zuckt Andreas nicht zurück. Das Händchen öffnet sich leicht, und sein Arm bewegt sich sogar zum Vater hin, bleibt dann in der Luft stehen. Ich hoffe, dass der Vater es weiter versucht, und das tut er auch. Zart berührt er nun den anderen Arm, streicht auch einmal vorsichtig über den Bauch.

Er erzählt mir dabei in sachlichem Ton von der Geburt. Sie hätten ja solches Glück, dass es doch noch geklappt hätte, denn seine Frau habe eine Krebsoperation am Gebärmutterhals hinter sich. Beinahe hätte man ihr vor zwei Jahren die ganze Gebärmutter herausgenommen. Danach riet man ihnen, so bald wie möglich das Kind zu bekommen, denn es sei ungewiss, ob nicht eine weitere Operation nötig werde. Gestern sei die Fruchtblase geplatzt, deshalb kam es zur vorzeitigen Geburt.

Während er leise mit mir spricht, lehnt er sich leicht an mich, als suche er unbewusst einen Halt, weil alles doch viel schwerer ist, als es seine Worte ausdrücken. Andreas' Gesichtchen hat sich nun etwas entspannt, die Stirnfalte ist etwas flacher geworden, aber die Trauer ist nicht ganz gewichen. Er scheint auf die Stimme zu lauschen und den Berührungen seines Vaters, die wie ein vorsichtiges Herantasten wirken, nachzuspüren. Er sollte bleiben, denke ich; aber nach einem Gespräch mit der Ärztin entschließen sich Großmutter und Vater zu gehen. Sein Kind hatte er nicht direkt angesprochen.

Andreas ist wieder alleine. Anfangs liegt er ruhig, wie in Erwartung, dann zittern die Beinchen wieder. Die Schwester kommt und bereitet eine Blutabnahme vor. Vorher gibt sie dem Kind ein paar Tröpfchen Zuckerlösung in den Mund. Andreas leckt, die Lippen arbeiten. Die Schwester sieht es und spricht zu ihm: »Das gefällt dir.« Dann fasst sie vorsichtig ein Füßchen, desinfiziert es und piekst leicht mit einem Stechgerät in die Ferse. Andreas reagiert kaum, aber doch sichtbar unbehaglich. Sie tupft das Kapillarröhrchen an den Blutstropfen, bis es gefüllt ist, legt einen Tupfer auf die Ferse und lässt das Beinchen frei. Andreas wedelt es heftig hin und her, als wolle er den Stichschmerz loswerden.

Mir fällt nun auf, dass sich im Laufe dieser Stunde seine Haut zunehmend verändert hat. Sie ist trockener geworden, winzige weiße Fältchen haben sich gebildet. Sie verliert die Feuchtigkeit, mit der er auf die Welt kam, und bald wird er sich schuppen. Andreas bekommt einen Schluckauf. »Na, wer denkt denn jetzt schon an dich?«, fragt die Schwester leise lachend. Ich denke, das ist seine Angst, die innerlich das Zwerchfell verspannen lässt und die er so wenig nach außen bringen kann; und da wäre ja auch niemand, der sie aufnehmen könnte. Die Schwester meint zu mir, heute Abend könne die Mutter, wenn alles gut geht, ihn sich zum ersten Mal auf die Brust legen. Das sei das Beste für ihn. Ich sehe wieder die blasse, mitgenommene Frau im Rollstuhl vor mir und hoffe, dass sie durchhält. Andreas arbeitet wieder mit dem Mund. Ich muss gehen. Erst draußen bemerke ich, wie auch ich innerlich angespannt bin und ganz flach atme.

Einige Tage später treffe ich Andreas mit seiner Mutter. Ich kann den kleinen Jungen kaum wiedererkennen. Er ist weder gewachsen noch fülliger geworden, aber um so vieles lebendiger und koordinierter. Ich erlebe ihn nun als ganzes Wesen, während er unmittelbar nach seiner Geburt noch regelrecht auseinanderfiel: in einen Beinteil, in die lebendige Mundregion, den bewegungslosen Körper.

Andreas schaut mit wachem Blick, den Kopf zu ihr hingewendet, seine Mutter an, die ihn mit zarten, aber sicheren Händen pflegt. Sie wechselt die Windeln, dabei spricht sie mit ihm, dass sie wahrscheinlich sehr voll seien, und hebt dazu beide Beine vorsichtig an.

Als ein kleines Zucken durch seinen Körper läuft, hält sie inne und wartet, bis er sich wieder beruhigt, dann hantiert sie weiter. Bei jeder Schreckreaktion hält sie inne, wartet ab, so dass daraus ein feines Wechselspiel entsteht, das an einen Tanz erinnert. Der Dialog zwischen beiden spielt sich nicht nur auf der körperlichen Ebene ab. Ihre Gesichter spiegeln auch eine gewisse Heiterkeit. Auch als sie das Fieberthermometer in den Po schiebt, schaut sie fragend auf ihn: Wie wirst Du das verkraften? Andreas bleibt ziemlich ruhig, aber im stetigem Blickkontakt, als lese er ihre Frage, die sich mit seiner Frage trifft: Was ist das? Es ist unglaublich beeindruckend, wie die beiden über Blicke sprechen. Etwas später, als die Mutter sich mir zuwendet, fällt mir auf, dass sie ausgesprochen große und sprechende Augen hat. Ihr leuchtender Blick und die lebendige Mimik strahlen Zuversicht aus. Offenbar führte diese starke Ausdruckskraft, gepaart mit ihrer inneren Zugewandtheit, dazu, dass sich Andreas so früh und intensiv gebunden hat. Die ganze Zeit über, die ich am Bettchen stehe, bleibt der Junge auf seine Mutter ausgerichtet. Als sie die Hand auf seinen Brustkorb legt, legt er ein Ärmchen darüber. Nach einer Weile sagt sie zu ihm: »Lass mich doch einmal los, bitte.« Aber er lässt sie nicht los, so dass sie sanft die Hand wegzieht.

Während sie ihm den Po einreibt, wandern seine Augen hin und her, aber sein Blick ist eher nach innen gerichtet. Die Mutter bemerkt seine Veränderung und meint: »Ja da staunst du, das ist etwas Neues, das ist gut, weil dein Po so rot ist.« Es ist deutlich zu spüren, wie beide verstehen, dass es um eine Erfahrung geht, die der Kleine erst erforschen muss, die sich im engen Kontakt mit der Mutter vollzieht. Die in dieser Begegnung gebundenen Gefühle scheinen direkt in Andreas' Körpererleben einzufließen.

Nachdem sie ihm die Windel umgelegt hat, rekelt er sich, streckt kurz die Beine und Arme aus, zieht sich zusammen, aber es ist ein wohliges Zusammenziehen, und in seinem Gesicht breitet sich ein Lächeln aus.

Die Mutter streicht nun sanft über seine Stirn. Als er sie kurz kraust, fragt sie: »Machst du wieder deine Denkerstirn?« Da erinnere ich mich an die steile Falte, die ich vor vier Tagen gesehen habe, und an meine heftige Traurigkeit. Jetzt ist mir eher aus Erleichterung und Freude über seine Veränderung zum Weinen zumute. Die Mutter befragt mich mehrmals, ob ich denn eine Veränderung erleben würde, sie könne, da sie so eng mit ihm zusammen sei, gar nichts bemerken, und ich antworte ihr, dass er sich unglaublich verändert habe und ich davon ganz überwältigt sei. Die Mutter meint, zu ihrem Sohn gewandt, der »verständnisvoll« zurückblickt: »Glück gehabt, dass wir uns so gut verstehen.« Die Begegnung stimmt mich heiter.

Nachdem Mutters Hände ihn verlassen haben und sie sich der Milchpumpe zuwendet, wird er etwas unruhiger. Er sucht sie mit seinen Augen und findet kein Gegenüber. Er bewegt, so kommt es mir vor, auch die Arme und Beine etwas suchend, dann fallen ihm die Augen zu; er versucht aber, sie immer wieder zu öffnen, als wolle er die kostbare Zeit mit seiner Mutter nicht verschlafen.

Sie erzählt mir, dass ihr Kind ursprünglich in dem Pflegebettchen gelegen habe, aber wegen der starken Hautaustrocknung nun doch im Inkubator sein müsse. Sie rechnen damit, das er Mitte Mai, also in drei Wochen, wenn es weiter so gut ginge, nach Hause kommen könne. Zur Zeit müsse er noch über die Infusion ein Antibiotikum erhalten, um die Infektion zu bekämpfen, die zur Frühgeburt geführt hat. Die Mutter wirkt voller Gefühl und gleichzeitig gelassen und sicher. Man kann sich gut vorstellen, dass sie ein »Container seiner Ängste« ist.

Janosch (2003)

*J*anosch wurde in der 28. Schwangerschaftswoche geboren. »Er wird eine ganze Weile bei uns bleiben müssen«, meinte die Stationsschwester. Zum Zeitpunkt der ersten Beobachtung ist er fünf Tage alt. (Die Beobachtungen im Rahmen unseres Projekts von Agathe Israel, Jutta Schmeisky und Gabriele Klausmeyer erstreckten sich über mehrere Wochen bzw. Monate.)

Janosch liegt mit geschlossenen Augen in seinem Inkubator auf einem Fell. Er ist nackt, wirkt ganz zart, durchsichtig und auf den ersten Blick ganz lebendig und präsent. Aber dann schaue ich genauer und werde von den Bewegungen seines Brustkorbs gefesselt, während ich die Nasensonde, die über seinem Gesicht hängt, die Elektroden und Kabel an seinem Körper kaum wahrnehme. Er atmet regelmäßig ein und aus, dabei zieht sich sein Brustkorb ganz tief im Oberbauch ein, als müsse er, mühsam einen Widerstand überwindend, nach Luft ringen. Ich bin erschüttert, denn er scheint dem Tod näher als dem Leben. In mir kommt Angst auf, und ich merke, dass ich seine Unruhe als Lebendigkeit verkannt hatte.

Erst später erfahre ich von den Schwestern, dass Janosch mehrfach Atemstillstände hatte und sie seine Atmung dann durch äußere Stimulation bestimmter Druckpunkte auf seinem Brustkorb wieder anregen mussten.

Der kleine Körper ist ganz und gar in Bewegung, von der Ferse bis zum Kopf. Er wölbt sich, dehnt und streckt sich, krümmt sich zusammen. Manchmal wirkt es fast wohlig, manchmal so, als kämpfe er mit Vorgängen in seinem Inneren, dann wieder, als suche er einen äußeren Halt, dabei fuchteln Arme und Beine so heftig in alle Richtungen, als müsse er auseinanderfliegen. Mich bedrängt der Eindruck, dass Janosch unbegrenzt und ungeschützt ist, und ich möchte ihn umfassen und halten. Es gibt keine Uteruswand, noch nicht einmal eine Decke. Er ist nach oben ohne Hülle und offen. Auch scheint er sich in ständig wechselnden Zuständen zu befinden, die ich kaum erfühlen, geschweige denn verstehen kann. Ich fühle mich ausgeliefert. Ob es mir deshalb so schwerfällt, mit meinen Augen und Gefühlen ganz bei dem Kind zu bleiben, oder hat es mit der Unruhe rundherum zu tun? Der Raum ist voller Geräusche und Töne. Immer wieder piepst ein Monitor. Ich höre die Stimmen der Schwestern. Das Telefon klingelt. In anderen Zimmern schreien Babys. Eltern kommen und gehen, tragen ihre Kinder oder stillen; und ich denke mir, dass es den Eltern, die an den Betten stehen oder hantieren, wohl ähnlich geht wie mir. Es scheint mir schwer zu sein, sich auf das eigene Kind zu konzentrieren.

Immer wieder zwinge ich mich, auf den unruhigen, aufgelösten, schwer atmenden Janosch zu schauen. Auch er ist diesen Geräuschen ausgeliefert. Er wirkt einsam, angestrengt, fast gequält. Ich werde jetzt wieder gehen, Janosch bleibt zurück in einer Welt voller Unendlichkeit.

Eine Woche später

Janosch sieht wesentlich mitgenommener aus. Seine Haut, die so zart und rosig schimmerte, ist jetzt trocken und schuppig, hängt in Fetzen, auch wirkt sein Gesicht angestrengter. Und dennoch geht gleichzeitig etwas Vitales von ihm aus. Ich frage mich, wie er diese Häutung verkraftet. Unverbunden scheinen Lebendiges und Jämmerliches nebeneinander zu bestehen. Nach einer Weile wird er ganz apathisch und seine Atmung so langsam, dass sein Monitor Alarm gibt. Eine Schwester tritt gelassen an den Inkubator. Mit ein paar routinierten Handgriffen am Brustkorb aktiviert sie ihn. Der Kontakt dauert nur wenige Augenblicke. Nun atmet er wieder regelmäßig, aber mühsam, und sie verlässt ihn.

Etwas später kommt eine andere Schwester zu ihm und wechselt seine Windel, dabei spricht sie mit ihm und sieht seine trockene Haut: »Ach, da müssen wir dich wohl mal wieder eincremen und massieren.« Nun erhält er eine ausführliche kräftige Massage von Kopf bis Fuß, die wahrscheinlich bis in die Muskelzone hineindringt. Die Schwester spricht währenddessen mit ihm: »Ach, sieh mal, jetzt wirst du wieder ganz rosig. Das ist schön.« Mir erklärt sie, er brauche das, um auch seine Grenze zu spüren. Auch achteten sie sehr darauf, dass die Kinder eingeölt werden, damit die fehlende Gebärmutterwand etwas ersetzt würde. Ihnen sei aufgefallen, dass sich die Kinder im Inkubator oft so verhielten, als flössen sie auseinander. Daher käme auch Janosch' Unruhe. Sobald er ins Wärmebett wechseln und bekleidet werden könne, würde er bestimmt ruhiger werden. Janosch wirkt während dieses Gespräches sehr aufmerksam, öffnet ein wenig die Augen und wendet sein Gesicht zur Schwester hin.

Er wird nun von ihr mit der Spritze gefüttert. Das tut sie sehr behutsam, indem sie erst ein paar Tropfen an den Mund gibt. Er leckt leicht mit den Lippen an der Milch, dann füllt sie die Milch vorsichtig in kleinen Portionen über die Magensonde in ihn ein. Sie beobachtet genau und mit einer gewissen Freude, wie er mit der Milch am Mund umgeht. »Das schmeckt dir.« Er leckt und schmatzt recht laut. Dabei öffnet er die Augen und schaut sie an. Mit Erstaunen sehe ich, wie sein Blick sie regelrecht sucht.

Die Schwester berichtet, dass die Mutter zweimal am Tag käme und das Kind mindestens eine Stunde auf der Brust trage. Danach sei er auch viel ruhiger. Mir fällt auf, wie stabil er jetzt atmet, während die Schwester ihn pflegt, als ob über ihre fürsorglichen Hände und ihre Gedanken für kurze Zeit eine Verbindung zum Kind entsteht. Diese »denkende« Schwester und ihre Art zu pflegen, beruhigen und berühren mich. Als sie geht, fühle ich mich im Stich gelassen. Nun soll ich wieder allein Janosch' Mühen ertragen! Als ich in sein entspanntes Gesichtchen schaue, wird mir bewusst, dass nicht ich die Leidtragende bin, sondern dass er trotz aller Bemühungen die Fragilität seines Daseins und die damit verbundenen Ängste alleine tragen muss. Das lässt sich nicht verhindern.

14 Tage später

Janosch konnte vom Inkubator ins Wärmebettchen verlegt werden.

Ich bin überwältigt von seiner Veränderung. Er ist angekleidet und zuge-deckt, wirkt total verwandelt. Die schuppige Haut, die zerfliegenden Be-wegungen, das gequälte Gesicht – das alles sehe ich nicht mehr. Janosch liegt ruhig und entspannt in seinem Bett. Er scheint ein wenig vor sich hinzudämmern. Hin und wieder öffnet er leicht die Augen, versinkt wieder in Schlaf, lächelt, macht mit den Lippen Saugbewegungen. Der Monitor zeigt stabile Kurven.

Er ist gewachsen, sein Haar ebenfalls. Seltsamerweise wirkt er jetzt auf mich, obwohl er doch an Gewicht so deutlich zugenommen hat, kleiner und jünger als früher im Inkubator. Als hätte er als »Inkubatorkind«, unbe-grenzt und ungeschützt, viel mehr Verantwortung für sich selbst und das eigene Leben tragen müssen. Nun, da es ihm besser geht, wird mir seine schwere Überlebensarbeit, die hinter ihm liegt, noch mehr bewusst. Ich dämmere mit ihm, versinke in einen träumerischen Zustand, merke kaum, wie die Zeit vergeht. Seine neue Kinderschwester stellt sich zu mir ans Bett, schaut wie ich auf ihn, spricht darüber, dass es ihm jetzt gut täte, dass er so begrenzt sei. Damit meine sie die Kleidung und die Decken um ihn herum: »Da fühlt er sich wohler. Wir merken, wenn die Kleinen im Inkubator liegen und viel zu frei liegen.« Sie berichtet von der kritischen Phase, die am zweiten bzw. dritten Tag nach der Geburt bestünde. Da entscheidet sich, ob der Verlauf normal oder erschwert sei. Sie kämen so ganz frisch und stabil aus dem Mutterleib, und dann kämen die schweren Tage der Umstellung.

Ja, denke ich, ähnliches habe ich bei Janosch beobachtet. Aber vor einer Woche, als er medizinisch gesehen über den Berg war, verließ ihn seine erste Haut und er schien zeitweilig aufzugeben. War das nicht auch kri-tisch? Und der friedliche Zustand heute darf mich nicht blind machen für seine Einsamkeit.

Als ich nach einer Woche wiederkomme, ist Janosch entlassen. Er habe sich unerwartet gut entwickelt, wird mir mitgeteilt. Ich bin bestürzt. Statt erleichtert zu sein, schmerzt mich die Trennung. Dass die Bindung zu diesem Kind, mit dem ich nur wenige Stunden verbracht hatte, so tief war, hatte ich nicht erwartet. An diesem Tag kann ich mich keinem anderen Kind zuwenden und verlasse die Station.

Der Andere als Behälter und der Aufbau innerer Verbindungen

Janosch' Entwicklung verlief aus medizinischer Sicht ideal, und unerwartet frühzeitig konnte er die Station verlassen. Offenbar entstand durch das tägliche enge Beisammensein mit der Mutter und die einfühlsame Pflege, vielleicht auch durch meine Versuche, ihn zu verstehen, ein haltgebender Entwicklungsraum.

Dass ich nach seiner Entlassung so heftigen Trennungsschmerz spüre, spricht für seine besondere Fähigkeit, mit Anderen in Verbindung zu kommen. Er konnte mich an sich binden.

Diese Erkenntnis ist nicht neu (Klaus 1988). Zum Beispiel trennt man im Falle einer geplanten Adoption oft das Kind sofort nach der Geburt von der Mutter, um die Anbindung zu vermeiden.

Wenn man den Trennungsschmerz auch als eine Projektion seines Befindens, mit dem ich identifiziert war, versteht, bedeutet dies, dass er bereits in diesen frühen Anfängen den Anderen intensiv wahrnehmen und seinen Verlust spüren konnte. Eine weitere Quelle für den Trennungsschmerz könnten meine eigenen, wiederbelebten Früherfahrungen sein, die nicht zu Janosch gehörten. Diese schwierige »Entmischungsarbeit« (von wem geht was aus?) müssen auch die Eltern leisten, wenn sie sich ihrem Kind zuwenden.

Neben der Massage scheint die einfühlsame Fütterung ihn zu zentrieren. So, wie die Schwester ihn füttert, ermöglicht sie ihm, nicht nur seinen Mund, sondern gleichzeitig ein Gegenüber zu spüren, das seine Empfindungen mit ihm teilt, so dass sich mit dieser oral-sensorischen Erfahrung und der inneren Sättigung auch Begegnung verbindet. Diese Begegnung im Fluss des Gebens und Nehmens könnte ein Vorläufer des beglückenden Zusammenkommens, ein »Gegenwartsmoment« (Stern 2004) sein. Ob sich daraus allmählich ein psychisches Zentrum entwickeln kann, bleibt noch offen. Es hängt davon ab, ob Janosch in ähnlicher Weise auch von den anderen Schwestern gefüttert wird, so dass sich aus vielen kleinen Sequenzen allmählich ein Erfahrungsraum über sich selbst und den Anderen aufbauen kann.

Katastrophische Zustände

Zwar bemerkten die Schwestern Janosch' Unruhe und übersetzten sie als Ausdruck seiner Unbegrenztheit, aber sie sahen die darin gebundenen Ängste nicht. Auch für die Atemstillstände wurde eher die Unreife des Atemzentrums und der Lungen verantwortlich gemacht als seine Verlassenheit und Hoffnungslosigkeit im Unendlichen, obwohl nicht zu übersehen war, dass die Verbindung mit einem einfühlsamen Anderen ihn stabilisierte.

In der zweiten Lebenswoche musste sich Janosch gänzlich von seiner ersten Haut trennen, für die Schwestern nichts Ungewöhnliches. Das »Grenzorgan« Haut war in seiner Funktion angegriffen. Für Janosch aber war es damit zur Reaktivierung des gerade überwundenen ersten Trennungstraumas gekommen. Außerdem bedeutete es für ihn die personale Auflösung, denn er verfügte noch nicht über eine »psychische Haut«, ein »Haut-Ich« (Anzieu 1985), einen inneren Zusammenhalt hilfreicher Vorstellungen (Bick 1968). Vielleicht schien er deshalb fast aufzugeben?

Die Schwester stellte gedanklich eine Verbindung zwischen der Unruhe des Kindes, dem Verlust der Gebärmutterwand und der fehlenden Begrenzung im Inkubator her. Sie gab damit seinem Verhalten einen Sinn, tat es nicht nur als Rumstrampeln ab. Sie vermutete im Kind ein inneres Erleben über den Verlust der Mutter und seine Verlassenheit. Aber gegenüber dieser Katastrophe musste sie sich vermutlich gefühlsmäßig abschotten. Die Unruhe wurde nicht mit Angst in Verbindung gebracht.

Abwehr

In einer Lebensphase, in der Somatisches und Psychisches noch völlig ungetrennt sind, spalten wir, weil es sonst unerträglich wird, das Psychisch-Emotionale ab. Wer könnte es ansonsten täglich mit diesen Kindern, die Todesängste erleben, aushalten?

Eine weitere Abwehr besteht darin, in die Babys das für uns Unerträgliche zu projizieren, was dazu führt, ihnen bösen Willen, feindliche Absichten und Faulheit zuzuschreiben, wenn sie nicht wie erhofft funktionieren, sondern an ihren Schläuchen zerren, speien, nicht atmen, schreien, krampfen. Dies kann zu völlig paradoxen Situationen führen, weil sich dadurch nicht nur der verstehende Andere entzieht, sondern das Kind auch noch die fremden Ohnmachts- und Versagensgefühle aufgeladen bekommt. Eine Andeutung solcherart Abwehr war im »routinierten« Umgang mit seiner Atemstörung zu erkennen.

Die Bedeutung der Mentalisierung

Besonders Frühgeborene, die nicht gesund zur Welt kommen, sind darauf angewiesen, dass es ein Verständnis dafür gibt, dass ihre somatischen Zustände und Symptome mit katastrophischem psychischem Erleben zusammenhängen. Die Neurobiologie beschreibt dieses Erleben als »primitiven Stress« (Hüther 2002), der in ein Gefühlserleben umgewandelt werden muss, was entlang von verstehenden Beziehungen, insbesondere mit der Mutter, geschehen kann.

Die Entsprechung in der psychoanalytischen Theorie bieten Bions (1963) Überlegungen zu »primitiven Emotionen«, die er zusammengemengt sieht aus »Dingen-an-sich« und Katastrophengefühlen und die er als »Beta-Elemente« bezeichnet. Diese Beta-Elemente suchen einen Behälter (Container), der sie sammelt und das Rohe-Katastrophische dann übersetzt in emotional Angemessenes: Das führt dazu, dass die Dinge einen Namen erhalten und damit bereits aus der Unendlichkeit herausfallen.

Meine Beobachtungserfahrungen lassen mich vermuten, dass diese Aufgabe ausschließlich von einem Menschen ausgeübt werden kann: Nur ein Mensch kann angesichts des gestressten Babys die Todesängste spüren und die physiologischen Messwerte mit einem inneren Erleben verbinden. Zwar können wir uns nur annähernd einfühlen, aber wir können mit allen Sinnen darauf eingehen.

Gitte (2003)

Fehlende Verbindung und Abschottung

*G*itte wurde fünf Wochen zu früh mit einer Stoffwechselstörung geboren. In der 7. Lebenswoche musste sie zum zweiten Mal auf die Intensivstation aufgenommen werden. Der Beobachterin wird Gitte als »Schreikind« angekündigt, eine ungewöhnliche Bezeichnung für ein Frühgeborenes. Aus der mehrwöchigen Beobachtung möchte ich einige Szenen vorstellen.

Als ich an das Wärmebett trete, erschrecke ich im ersten Moment, es sieht so aus, als habe man Gitte die Decke über den Kopf geworfen. Nach einer Weile kommt die Schwester, nimmt die Decke weg und sagt: »Sie ist immer so unruhig.«

Nun sehe ich Gitte, sie wirkt groß und aufgedunsen, hat so gar nichts Zartes an sich. Mit überstrecktem Nacken liegt sie, starr in eine Ecke blickend, schreiend in ihrem Bettchen. Arme und Beine zappeln monoton. Als ich versuche herauszufinden, wo sie hinschaut, gehe ich etwas näher von hinten an ihr Bett heran. Ich habe das Gefühl, dass sie das wahrnimmt. Ihr Gesichtsausdruck verändert sich: wie ein Innehalten für einen kurzen Moment. Sie hat jetzt eine Weile nicht geschrien.

Eine Woche später

Gitte ist besonders unruhig und schreit laut. Wortlos versucht eine Schwester, ihr den Nuckel in den Mund zu stecken. Ich habe den Eindruck, Gitte kommt sich verloren und einsam vor. Als habe die Schwester meine Gedanken gelesen, meint sie im Gehen: »So viel Zeit haben wir nicht. Gitte könnte den ganzen Tag beschäftigt werden. Und ihre Mutti ist alleinerziehend, die kann diese Woche wegen der Ferien schlecht kommen. Sie hat noch zwei Schulkinder.« Gitte schreit ohne Tränen, rot im Gesicht. Aber es ist kein Schrei, der Lebendigkeit zum Ausdruck bringt. Jetzt spuckt sie in hohem Bogen ihre Mahlzeit wieder aus. Als ich die Schwester hole, sagt sie mit wütendem Unterton: »Das macht sie immer, wenn sie Langeweile hat.« Sie bittet mich, einen Moment am geöffneten Bett stehenzubleiben, da sie einen Lappen holen müsse. Wieder habe ich den Impuls, Gitte, die erneut schreit, aufnehmen zu wollen.

Eine weitere Woche später

Eine Schwester ruft mir beim Betreten des Stationszimmers zu: »Sie ist bei mir.« Sie sitzt im Stationszimmer am Schreibtisch, hält Gitte, die offenbar gerade gefüttert wurde, leicht schaukelnd im Arm. Beide blicken sich an. »Na erzähl uns mal was«, wird Gitte von der Schwester aufgefordert. Gitte hat ihren Nacken wieder überstreckt, und wir beiden Erwachsenen überlegen und sprechen miteinander, was das wohl bedeuten könnte. Als das Telefon klingelt und die Schwester spricht, legt Gitte ihren Kopf an deren Brust, ohne den Blick von ihr zu lassen, und lächelt, was die Schwester freudig aufnimmt. »Du kannst ja sogar lachen.« Vorbeieilende Kolleginnen mahnen sie, Gitte endlich in den Wagen zu legen, sonst werde sie zu sehr verwöhnt. Aber die Schwester lässt sich Zeit. Im Wagen, den man in den Flur geschoben hatte, kämpft Gitte gegen die Müdigkeit, immer wieder versucht sie, die schweren Augenlider zu öffnen, und blickt zu mir. Sie schreit nicht, schläft schließlich ein. Als ich mich am Ende der Beobachtungsstunde verabschiede, entlässt man mich mit den Worten: »Sie sollten jeden Abend kommen, dann ist sie wenigstens ruhig.«

Wir überlegen in der Gruppe, dass Gitte offenbar ein Kind ist, das niemand will. Mit ihrem Schreien sucht sie draußen ein »gutes Ohr«, das bereit ist, ihr Leid aufzunehmen. Innerlich scheint sich schon eine Gefühlsabschottung aufzubauen, d. h. Gitte fühlt nicht mehr, sie wirft nur noch das Unerträgliche aus sich heraus. Sie schreit ohne Tränen, weint nicht, blickt oft starr. Ebenso abgeschottet bleibt diejenige Schwester, die nicht bereit war, über Gitte nachzudenken, und das Erbrechen als Ausdruck der Langeweile abtut. Das Herausgeworfene wird zwar wahrgenommen und weggewischt, aber nicht mentalisiert, also psychisch verarbeitet. In dem Schreien und Erbrechen könnte sich die Frage verbergen: Gibt es irgendwo einen Behälter (Container), der meine Not aufnimmt (contained) und übersetzt?

Und dann in der dritten Beobachtung gibt es ein Aufatmen: Gitte ist nicht abgelegt, und es gibt ein Gegenüber in ihrer Kinderschwester, das ihre emotionale Botschaft aufnimmt. Sie glaubt, *in* Gitte existiere eine Fähigkeit zu erzählen. Dadurch wird auch die Schwester bereichert. Es ist ein Geben und Nehmen. In Gitte könnte sich, gespiegelt in der Freude der Schwester, eine Ahnung davon aufbauen, dass sie auch erwünscht und nicht nur abstoßend ist. Indem beide Frauen über Gittes Schiefhals nachdenken, kommt es zur Mentalisierung einer bis dahin völlig unsinnigen Muskelkontraktur. In diesem Zusammenhang ist zu fragen, inwieweit die übliche Verordnung von Neugeborenengymnastik, die einen Schiefhals beheben soll, Sinn macht, wenn dessen psychischer Ausdrucksgehalt nicht durchdacht wurde.

Gitte kann im Arm der Schwester verschiedene Erfahrungen machen: taktil über Haut und Körper, kinästhetisch über das Schaukeln, visuell über den Blick, auditiv über die Stimme und den Brustkorb als Resonanzkörper. Dies alles verstärkt den Kontakt zwischen Kind und »Mutterfigur«. Wenn nichts und niemand da ist, panzert sich Gitte gegen die Leere mit ihrer Starrheit, was in gewisser Weise für ihre Kompetenz spricht. Unter dem Blick der Beobachterin schläft sie ein. Als emotional mangelversorgtes Kind wehrt sie sich aber erst gegen den Schlaf, denn sie möchte nichts verpassen und besitzt nicht das Urvertrauen, sich dem hinzugeben.

Klaus-Heiner (2005/2006)

Lebensgefahr und Spaltung

*W*ie intensiv der Gedanke an die Lebensgefahr, eine mögliche Behinderung, die Grenzen der Medizin und die damit verbundenen Ängste abgewehrt werden müssen, zeigte uns die Beobachtung von Klaus-Heiner.

Auch er kam in der 29. Woche auf die Welt. Am zweiten Lebenstag trat eine Sepsis auf, die zu einem Schock und leichten Hirnblutungen führte. Es gelang, ihn mittels eines künstlichen Komas am Leben zu erhalten. Zum Zeitpunkt der ersten Beobachtung ist er 16 Tage alt, wird noch beatmet, erhält Medikamente, die Hirndruck und Lungenreife normalisieren und Infektionen bekämpfen sollen. Außerdem erhält er dämpfende Medikamente (Sedierung). Die Schwester ergänzt noch, er neige zu Krampfanfällen, ohne dass die Ursache klar sei. Vielleicht könne ja die Beobachterin etwas herausfinden.

Aus dem Protokoll

Klaus-Heiner liegt klein, nackt und faltig in einer Kuhle aus Tüchern und Kissen im Wärmebettchen und wirkt wie ein Vögelchen, das zu früh aus dem Nest gefallen ist. Es soll eine Dauerkanüle gelegt werden. Die Schwester hantiert ganz selbstverständlich mit dem kleinen Körper, dreht seinen Fuß hin und her. Klaus reagiert gar nicht. Als sie die Nadel in die Haut sticht, zieht er das Bein kaum merklich zurück, der kleine Körper zieht sich zusammen. Die Beobachterin erlebt den hier alltäglichen Eingriff als gewaltsam. Die Mutter kommt, und nachdem ihr die Schwester vom heutigen

Transfer ins Wärmebettchen berichtet hat, beugt sie sich zum Baby und küsst das winzige Füßchen, das gerade gepiekt wurde, und lächelt stolz. Der Arzt erklärt, dass eine schwierige Nacht hinter ihnen läge, weil Klaus noch nicht eigenständig atme. Der Vater gibt sich verständnisvoll: »Der Kleine braucht seine Zeit, die soll er haben.« Dann fragt er: »Kann es denn sein, dass er es gar nicht alleine hinkriegt zu atmen?« Das verneint der Arzt, es läge an der Überblähung der Lungen durch die anfängliche künstliche Beatmung. Der werde das schon hinkriegen. Die Mutter schweigt, hört nur zu. Alle schauen auf den schlafenden, verkabelten Klaus-Heiner. Die Beobachterin fühlt immer wieder Angst: Wie soll es weiter gehen? Die Schwester erzählt nun den Eltern von der Morgenwäsche, gegen die er gar nicht protestiert, und wieviel Milliliter er getrunken habe.

Der Vater setzt sich weiter weg, mit der Begründung, Klaus solle jetzt erst einmal in Ruhe seine Sache machen, und liest in einem Merkblatt für Eltern. Die Mutter hat die Milchpumpe angelegt. Schweigen herrscht, und die Beobachterin hat das Gefühl, in einen privaten Bereich eingedrungen zu sein. Schließlich kommt ein Gespräch auf über die Möglichkeiten, heutzutage unter solchen Bedingungen ein Baby am Leben zu erhalten, wie dankbar sie sind; und die Mutter erzählt von der Geburt. Der schlafende Klaus-Heiner wird kaum wahrgenommen. Durch ein Warnsignal herbeigerufen, korrigiert die Schwester den venösen Zugang am Ärmchen, erklärt ihm, was sie gerade tut, wann er gut mitmacht, wann nicht, und fordert die Eltern auf, viel mit dem Kind zu sprechen. Aber während der ganzen Stunde berührt die Mutter das Kind nicht, schaut nur zu ihm hin, und die Beobachterin fragt sich, ob er ihre Sorgen und Freuden spüren kann.

Während des nächsten Besuchs schläft Klaus wieder, worüber die Schwester froh ist, da er blau-schwarz anlaufe, wenn er sich aufrege. Atemstörungen und Krämpfe gäbe es immer noch. Als die Eltern kommen, berühren sie ihn flüchtig, unterhalten sich leise. Die Mutter sieht sehr mitgenommen aus.

In der Gruppendiskussion spüren wir sofort die unerträgliche Situation: Lebensgefahr, Nicht-Wissen, wie es mit ihm weitergehen wird. Kann sich dafür ein Container finden? Je länger wir darüber nachdenken, desto bewusster wird uns, dass Schwestern, Arzt und Eltern die Gedanken abwehren, dass Klaus-Heiner sterben oder behindert sein könnte, und dass sie deshalb auch keine emotionale Botschaft des Kindes aufnehmen möchten. Die Sedierung scheint dafür der beste Weg zu sein. Beide Eltern bleiben letztlich emotional abgeschottet. Während die Beobachterin Angst spürt, distanziert sich der Vater auch räumlich und will Klaus-Heiner gleichsam zurück in den Mutterleib schieben, interpretiert das Still-Sein des Babys als Ruhebedürfnis. Vielleicht wäre es für alle erträglicher, auch an ein Ringen mit dem Tod und an Sterbebegleitung zu denken.

Im Laufe der nächsten Wochen beginnt Klaus trotz des Dauerschlafs etwas mehr zu reagieren, und damit wird die Notwendigkeit größer, sich ihm emotional zuzuwenden. Aber eher tritt das Gegenteil ein. Die Mutter kommt seltener. Die Schwestern fühlen sich durch seinen piepsenden Monitor gestört: »Ruf mich nicht immer, wenn nichts ist!«

Mittlerweile gibt es ein deutliches Muster: Auf dem Arm getragen, atmet Klaus-Heiner selbstständig; wird er ins Bett gelegt, setzen die Stillstände ein. Eine Schwester meint: »Dann wird er blau wie sein Strampelanzug.« Atmet er nicht, wird er mit seinem zweiten Vornamen als »Heiner« angesprochen. Damit wird eine Spaltung eingeführt: Nun gibt es den »lieben«, atmenden Klaus und den »bösen«, lebensverweigernden Heiner. Mit Heiner als Träger von Todesängsten, Ohnmacht, Einsamkeit will man nichts zu tun haben. So gesehen könnten die Atemstörungen durchaus ein Ruf nach Kontakt sein, denn er hat kaum andere Möglichkeiten. Allerdings führt die Antwort, wenn sie sich nur auf die körperliche Stimulation bezieht und nicht psychisch verarbeitet worden ist, eher zur Fixierung im Sinne eines psychosomatischen Symptoms.

Der Vater kommt regelmäßig, übernimmt nunmehr eine zentrale Rolle. Aber auch er führt die Probleme nur auf Anspannung und Aufregung zurück und dass streicheln helfe.

»Schnösi, du bist wie dein Papa. Ich rege mich auch immer so auf. Kleiner Mann, das machst du auch.« Das hört die Beobachterin, als sie beide sieben Tage vor dem eigentlichen Geburtstermin in engem Kontakt antrifft. Der Vater hält seinen schlafenden Sohn im Arm, streichelt ihn. Er sagt ihr, dass er zufrieden mit der Entwicklung und dankbar über die Möglichkeiten der Technik sei und er das Gefühl habe, Klaus atme auf dem Arm besser. Da streckt das Kind die Arme und öffnet die Augen und schaut seinen Vater an, was es, wie dieser vorher beklagte, noch nie getan habe. Die Blicke scheinen sich zu begegnen. Der Vater schweigt berührt, streichelt die Wange des Babys. Auch die Beobachterin ist berührt von diesem ersten innigen Blick.

Plötzlich gibt es einen Bruch. Der Vater spricht sein Kind fast energisch an: »Da musst du dich jetzt anstrengen, jetzt liegt es an dir. Du musst entspannen!« Und er wendet sich dann an die Beobachterin: Er wolle Klaus erst nach Hause holen, wenn die Atmung wirklich selbstständig funktioniere. Jetzt müsste das Kind eigentlich weinen, denkt die Beobachterin, und Klaus weint tatsächlich laut los. Der Monitor beginnt zu piepsen, Klaus krampft sich zusammen und atmet nicht. Eine Schwester stimuliert das Kind auf dem Arm des Vaters. Aber er möchte es lieber ins Bett ablegen, da er sowieso gleich gehen wolle. Klaus-Heiner wird ins Bettchen gelegt. Er geht mit den Worten: »Ruh dich gut aus, mein Kleiner, morgen kommt Mama.« Die Schwester gibt Klaus-Heiner eine Sauerstoffdusche. »Na komm, du musst atmen«, fordert sie ihn auf. Sie bleibt im Zimmer und die beiden Frauen sprechen, angeregt durch die Sorgen der Beobachterin, über die ungewisse Situation des Kindes. Klaus-Heiner schläft ein und atmet regelmäßig.

In der Gruppendiskussion

Wir arbeiten uns mühsam durch diese Begegnung: Die anfängliche Empathie des Vaters beruht vermutlich auf dem Wunsch »Wir zwei Männer verstehen uns, und du bist so wie ich«. Dieser Wunsch bricht zusammen unter dem Blick des Kindes. Der Vater geht auf Distanz, weil er vermutlich die emotionale Botschaft in den Augen des Kindes nicht aushält, und übergibt sie unbearbeitet wieder zurück in dessen Verantwortung. Das ist zuviel für Klaus-Heiner, er weint. Vielleicht könnte der Text heißen: Nimm mich an, so wie ich bin. Es gibt niemand anderen als dich. Ohne dich falle ich in die Katastrophe des Nichts und kann nicht überleben. Der Vater gibt ihm alles zurück: Ich bin zwar gerührt, aber ich will deine Abhängigkeit von mir nicht. Das ist mir zu riskant.

Anfangs kann sich Klaus-Heiner noch psychisch mitteilen, aber dann nur noch über den körperlichen Notstand. Er hört auf zu atmen. Erst als die beiden Frauen über ihn nachdenken und vermutlich der Klang ihrer Stimmen ihn hält, kann er wieder regelmäßig atmen.

Hilfen für die Eltern

*N*icht nur die Dynamiken in Klaus-Heiner machten uns bewusst, wie lebensentscheidend für das Frühgeborene einfühlende und tragfähige Eltern sind. Die Traumatisierung der Eltern kann von den Mitarbeitern der Station oft nicht anerkannt werden, da sich alle Bemühungen auf das Überleben des Kindes richten. Die Ängste, Schuldgefühle und der Schock der Eltern unterliegen deshalb nicht selten der Verdrängung oder werden abgespalten und behindern die Elternfunktion. Ähnlich ergeht es den Mitarbeitern der Station, die sich immer wieder engagieren und auf die Konfrontation mit dem Tod einlassen müssen. Die von Natur aus am besten geeigneten Personen, das Kind zu verstehen und damit die zentrale Überlebens- und Entwicklungsarbeit zu leisten, sind Mutter und Vater.

Jeglicher Kontakt zwischen Mutter und Kind bzw. Vater und Kind und *jegliches Verstehen,* besonders für die Angstgefühle im Kind, sollten gefördert, aber auch Todesangst und Todeswunsch in den Eltern sollten respektiert werden.

Einen Leih-Container für die Eltern einrichten

Wir trafen auch bei anderen Kindern immer wieder auf den Umstand, dass ihre Eltern selbst einen *Leih-Container* benötigen, weil sie (besonders die Mütter) durch die Umstände der Frühgeburt traumatisiert waren. Mit Leih-Container ist eine Leistung gemeint, die ein verstehender Anderer aufbringt, indem er sich, offen für alles, was ihm entgegengebracht

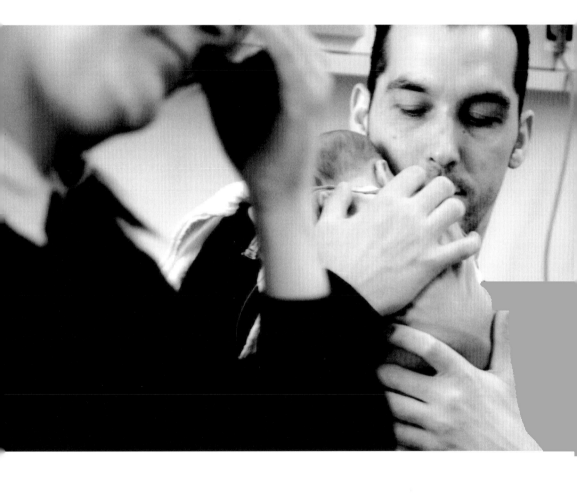

wird, einfühlend zur Verfügung stellt und Worte für Zustände findet, die unaussprechbar schrecklich erscheinen. Das betrifft auch die Schuldgefühle, Anklagen, Zweifel und Todeswünsche, die meist schambesetzt und tabuisiert sind.

Erst wenn die Eltern in sich selbst einen Fühl- und Denkraum eingerichtet haben, können sie zum Container für das Erleben ihres Kindes werden und es vor Überflutungen schützen, die das Kind noch nicht zu differenzieren, geschweige denn zu regulieren vermag.

Dieser menschliche Leih-Container für die Eltern sollte genauso wie die ausgezeichnete Technik von Anfang an zur Verfügung stehen. Dazu sind Zeit, Raum, Bereitschaft und Personen nötig, die in der Regel eine Intensivstation noch nicht bieten kann.

Soforthilfe gegen den Schockzustand

Oft begegnet man unmittelbar nach der Entbindung Müttern, die unter psychischem Schock stehen. Sie sind blass, erstarrt, kaum reaktionsfähig, körperlich mitgenommen. Sie sitzen stumm vor dem Inkubator, den Blick starr auf das Kind gerichtet. Ebenso geschockt wirken die Kinder, die sich kaum bewegen, die wie erstarrt daliegen.

Was hat zu dem Schock geführt? Die Frühgeburt beendet ja abrupt, meist unangekündigt, eine innige körperliche Einheit und verkürzt die Zeit, die Mutter und Baby noch vereint füreinander gebraucht hätten.

In der Regel sind beide nicht krank, aber dennoch zutiefst traumatisiert durch die Unterbrechung, deren gefühlsmäßiges Erleben vermutlich kaum in Worte zu fassen ist. Wir wissen so gut wie nichts darüber, was die Mütter fühlen, wenn sie die Frühgeburt erleben bzw. ihr Kind zum ersten Mal sehen, das so klein und unreif vor ihnen liegt. Sie sprechen nicht darüber. Vielleicht ist ihnen auch gar nicht bewusst zugänglich, was sie empfinden. Ähnlich dem Neugeborenen bleibt das Trennungstrauma körperlich gebunden. Sie berichten zwar, was geschehen ist, und manchmal auch, was sie denken, aber man sieht ihnen an, dass sie viel intensiver fühlen.

Meines Erachtens ist es äußerst wichtig, dass in diesen ersten Momenten der Begegnung von Mutter und Kind ein Dritter anwesend ist. Dieser kompetente Dritte ist nicht dazu da, um einen Rat zu geben oder Trost zu spenden, sondern um aufmerksam-emotional da zu sein, das Entsetzen über den Riss mitzufühlen, also mitzutragen und irgendwann auch Worte dafür zu finden. Es ginge also um eine Sofortintervention *während* der Traumatisierung, damit diese nicht abgekapselt werden muss, sondern emotional verflüssigt wird.

Schuld und Angst auffangen

Wer nimmt die Ängste und Schuldgefühle auf, versteht die vernichtenden Selbstanklagen oder die Vorwürfe? Wer versteht, dass die plötzliche Trennung auch für die Eltern ein Schock ist, den sie mit ihren Abwehrmustern vergeblich abzufangen versuchen? Ein Schockzustand als Antwort auf ein unintegrierbares Ereignis ist primär nicht an ein bewusstes Gefühl gebunden, sondern äußert sich weitestgehend in einem somatischen Zustand. Die gute Überwindung des Schocks, d. h. der Übergang von der Erstarrung in den Fluss der Gefühle, geschieht nicht automatisch. Es braucht einen Anderen, der die Situation mitträgt. Eine Szene schildert z. B. den psychischen Schock einer jungen Mutter; erst die verständnisvolle Anwesenheit einer Ärztin – die dafür eine andere Arbeit warten ließ – und der Beobachterin halfen ihr, aus der ersten Erstarrung herauszukommen.

So wären Gespräche mit den Eltern bereits während der stationären Behandlung auf der ITS, die besonders die abgewehrten Todesängste, Schuld- und Ohnmachtsgefühle aufnehmen, eine erste Möglichkeit, um

Worte für das Unerträgliche zu finden. Solche Gespräche zwischen Eltern, Kind und Therapeut könnten ihren Anfang am Inkubator nehmen und in einem ruhigen Raum mit den Eltern fortgeführt werden.

Den äußeren Rahmen für die Eltern-Kind-Begegnung sichern

Für Eltern und Kinder sollte jegliche *äußere Erleichterung* gesucht werden, so dass sie zusammenkommen und sich binden können. Weil bereits die innere Annäherung an das Kind schwer ist, sollten die äußeren Bedingungen die Annäherung erleichtern. Dabei geht es nicht nur darum, möglichst eng an intrauterine Verhältnisse anzuknüpfen, sondern eine Atmosphäre zu schaffen, die die gegenseitige Einstimmung und das Wachstum der intimen Dyade fördern. Besonders geeignet ist die Känguru-Methode: Die Frühgeborenen liegen auf der entblößten Brust der Eltern, befinden sich dadurch in engem Hautkontakt, spüren den elterlichen Rhythmus von Atmung, Herzschlag, die Resonanz der Stimme. Ebenso brauchen die Eltern Gelegenheit zum Füttern, mit dem Kind zu sprechen, gemeinsam zu träumen, es zu pflegen und später auch zu baden. Die Mütter brauchen einen Ort zum Stillen.

Das erfordert räumliche Intimität und Bequemlichkeit, damit die Bindung wachsen kann und damit nicht Störungen eine gesunde Entwicklung unmöglich machen.

Eine weitere Möglichkeit, die eher nach der Entlassung aus dem Krankenhaus genutzt werden könnte, ist eine Selbsthilfegruppe, denn »Elterngruppen, die auf einer Selbsthilfebasis beruhen oder professionelle Unterstützung erhalten, bieten besonders in Krisensituationen die Möglichkeit, sich emotional zu entlasten, den Austausch mit anderen Betroffenen zu suchen und Informationen zu erhalten« (Brisch et al. 2000, S. 362ff).

Hilfen für die Mitarbeiterinnen und Mitarbeiter

Beobachten – fühlen – Worte finden

In einer ähnlich sprachlosen Situation wie die Eltern befindet sich oft auch das gesamte Personal der Intensivstation. Man erwartet von ihnen, dass sie wachsam und zuverlässig für Kinder sorgen, die sich in einer extremen, oft hoffnungslosen Lebenslage befinden. Man erwartet, dass die Mitarbeiterinnen und Mitarbeiter die Grenzen des Machbaren, vergebliche Bemühungen oder den Tod eines Kindes ertragen, ohne in der Hingabe an ihre Aufgaben nachzulassen. Aber es ergeben sich kaum Möglichkeiten im Stationsalltag, Erleben in Worte zu fassen. Unser Beobachtungsprojekt stieß bei den meisten Mitarbeitern auf Interesse. Und nicht selten hatten wir den Eindruck, dass unsere stille Anwesenheit auf einer tieferen Ebene verstanden wurde.

Man sollte deshalb Professionalität des Pflegepersonals und der Ärzte auch dahingehend fördern, kompetent – also nicht unbewusst abwehrend, spaltend oder verleugnend – mit der psychischen Situation der Kinder und der Eltern umzugehen.

Eine effektive Lernerfahrung bietet die Beobachtung von Säuglingen nach der Methode von Esther Bick und eine begleitende Supervision in der Gruppe oder eine Balintgruppe. Sie schult die Mitarbeiter darin, die Frühgeborenen ganzheitlich zu erfassen und die Gefühlsqualität der »Sprache« der Frühgeborenen zu verstehen.

So ein Beobachtungstraining kann über einen Zeitraum von drei bis vier

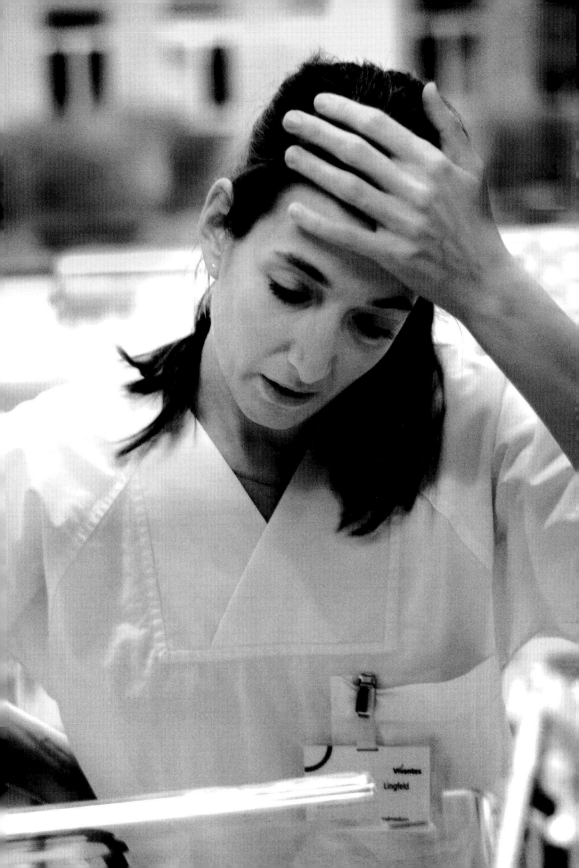

Monaten stattfinden. Voraussetzung ist allerdings, dass der Beobachter inaktiv bleiben muss, keine direkte Verantwortung für das Kind inne hat – zumindest nicht im Moment der Beobachtung –, sonst verliert er die notwendige Distanz und kann wesentliche Daseinszustände, insbesondere die ohnmächtige Situation des Kindes, nicht fühlen.

Übersetzungsarbeit vom Somatischen ins Psychische

Die Mitarbeiterinnen und Mitarbeiter können ermutigt werden, die somatischen »Nachrichten« wie Atemstillstände, Schiefhals, Erbrechen, Würgen, Atonie oder Hypertonie der Muskulatur oder psychosomatische Symptome wie Schreiattacken und Trinkschwäche zu übersetzen als verzweifelte Suche des verlassenen Babys nach einem Anderen oder nach menschlicher Nähe, und daraus eine Begegnungserfahrung machen. Frühgeborene befinden sich häufig in extremen psychischen Erlebenszuständen, die aber fast ausschließlich körperlich verankert sind und sich weniger, wie bei einem reifen Baby, durch Strampeln, Schreien oder Lächeln im Verhalten äußern. Eine große Chance besteht darin, während der Pflege und Betreuung möglichst viele dieser Zustände, besonders die Angstzustände, zu erkennen, zu übersetzen und »Antworten« zu geben, die das Erleben des Kindes und seine Bedürfnisse nach Kontakt und Halt einschließen.

Raum für die Ängste schaffen

So paradox es klingt: Das alles verlangt wiederum von den Mitarbeiterinnen und Mitarbeitern, sich besonders auf die Todes- und Verlassenheitsängste der Kinder und die dadurch ausgelösten eigenen Ängste einzulassen. Das bedeutet, den Mut aufzubringen, in den täglichen Interaktionen mit dem Kind sich selbst auch als Subjekt und nicht nur als Objekt zu erleben. Während der vielen Beobachtungsbesuche fiel uns auf, dass man nicht einmal das Wort Angst verwendete, wenn die Situation bedrohlich wurde. Wie die Balance finden zwischen Gefühlsabschottung und Ausbrennen? Die professionelle Distanz, die ein Mitgefühl einschließt und zugleich erkennt, was das Frühgeborene als *Gesamtwesen* jetzt braucht, verlangt vom einzelnen Mitarbeiter und vom Team eine Stärke, die man landläufig eher als Schwäche abtut. Bezieht die Praxis aber die Psyche mit ein, so entwickeln sich Kompetenz, Heilerfolg und Arbeitszufriedenheit.

Pflege ist menschlicher Kontakt

Wenn der Pflegekontakt als Begegnung verstanden wird und nicht wegen des allgemeinen Arbeitsdrucks ausschließlich zur rationalen Abfertigung geleistet wird, dann können sich diese Minuten als eine der wesentlichsten Erfahrungsquellen mit heilender Wirkung für das frühgeborene Kind entwickeln. Selbstverständlich gibt es bereits einige Pflegemethoden wie die Förderpflege oder die sanfte Babymassage, die den Kontakt zwischen Pflegenden und Kind erleichtern. Aber umfassend wirksam werden sie dann, wenn dem Erleben des Kindes Raum und Zeit gegeben wird und die menschliche Begegnung in den Mittelpunkt rückt.

Glossar

Atemhilfe: Die Lungenfunktion sehr frühgeborener Kinder ist zum Zeitpunkt der Geburt stark eingeschränkt, da eine Substanz (der *Surfactant-Faktor,* welcher die Lungenbläschen entfaltet) im Körper des Kindes vor der 34. Schwangerschaftswoche noch nicht ausreichend vorhanden ist. Die hieraus resultierenden Störungen der Atmens werden als *Atemnotsyndrom* bezeichnet. Diese mit der Geburt beginnende Erkrankung, die ihre höchste Ausprägung nach 24 bis 48 Stunden hat, ist bei 40 bis 60% aller Frühgeborenen, die vor der 30. Schwangerschaftswoche geboren werden, zu beobachten (Stopfkuchen 1995, S. 25). Bei drohender Frühgeburt kann die Bildung des *Surfactant-Faktors* durch die Gabe eines Nebennierenhormons oder medikamentös provoziert werden.

Beatmung: Bleibt die Reifung der Lunge dennoch aus, reichert man die Luft im Inkubator mit Sauerstoff an. In vielen Fällen ist die künstlichen Beatmung des Neugeborenen unumgänglich, da erst mit dieser Form der Unterstützung die Lungenbläschen so stark durchlüftet werden, dass sich auch das Blut ausreichend mit Sauerstoff anreichern kann.

Container: Umgangsprachlich ein Behälter, hier als symbolischer Begriff für einen Menschen gebraucht, der das psychische Befinden des Kindes aufnimmt, mitempfindet. *Contained* bezeichnet die Übersetzung von körperlichen Zuständen und Verhaltensäußerungen in Gefühle, Gedanken und Worte.

Frühgeburtlichkeit: Das Kind wird nach einer Schwangerschaft von weniger als 259 Tagen geboren (37 Wochen) und/oder weist ein Gewicht von weniger als 2500 Gramm auf.

Auslöser der Frühgeburtlichkeit: Es handelt sich um ein multifaktorielles Geschehen. In der Literatur werden in diesem Zusammenhang medizinische Komplikationen in der späten Schwangerschaft, Scheideninfektionen, Mehrlingsschwangerschaften, erbliche Belastungen, Suchtmittelmissbrauch sowie ein hohes Schwangerschaftsalter als häufig auftretende *Risikofaktoren* genannt. Aktuelle

Forschungsergebnisse bestätigen die Annahme, dass eine erhöhte *mütterliche Stressbelastung* während der Schwangerschaft ebenfalls eine verfrüht einsetzende Geburt sowie ein niedriges Geburtsgewicht des Kindes provozieren kann (van den Bergh 2004, S. 229).

Häufigkeit der Frühgeburt: Die Angaben schwanken, da sich in den letzten Jahren deutliche Veränderungen abzeichnen. 2007 gibt Prof. U. Hoyme (Universitätsklinikum Erfurt) 64.000 Frühgeborene an; lt. Statistischem Jahrbuch der Bundesrepublik wurden 2006 672.724 Kinder geboren, so dass man von einer Häufigkeit von ca. 1:10 ausgehen muss. In der Schweiz werden ca. 9% und in Österreich ca. 10% der Kinder zu früh geboren. Andere Quellen gehen von 48.000 Frühgeborenen in Deutschland aus. Das entspräche einer Häufigkeit von 6,2%.

Mentalisierung: Die Fähigkeit, äußeren oder gefühlten Ereignissen mittels Reflexion eine Bedeutung zu geben.

Neuronale Verschaltung: Die vorhandenen Nervenzellen bilden, überwiegend durch äußere Reize angeregt, Ausläufer, die sich miteinander verknüpfen. Die mit den Reizen verbundene Erlebnisqualität, z. B. Angst oder Freude, steuert, welche Hirnbereiche sich besonders dicht verknüpfen.

Plazenta-Insuffizienz: Das Versagen der Plazenta als Ernährungs- und Filtersystem. Ursache können u. a. Gifte wie Nikotin sein, die die Blutgefäße der Plazenta verengen.

Literatur

Analytische Kinder- und Jugendlichen-Psychotherapie (AKJP). Heft 135, 3/2007: Säuglingsbeobachtung nach dem Tavistock-Modell. Brandes & Apsel, Frankfurt a. M. 2007

Anzieu, D. (1985). Das Haut-Ich. Suhrkamp, Frankfurt a. M. 1991

Bick, E. (1968). Das Hauterleben in frühen Objektbeziehungen. In: Bott Spillius, E. (Hrsg.). Melanie Klein Heute. Bd. 1. Verlag Internationale Psychoanalyse, Stuttgart/München 1995

Bion, W. R. (1962). Lernen durch Erfahrung. Suhrkamp, Frankfurt a. M. 1990

Bion, W. R. (1963). Elemente der Psychoanalyse. Suhrkamp, Frankfurt a. M. 1992

Brisch, K. H., Schmücker, G., Betzler, S., Buchheim, A., Köhntop, B. und Kächele, H. (2000). Präventives psychotherapeutisches Interventionsprogramm für Eltern nach der Geburt eines sehr kleinen Frühgeborenen. Ulmer Modell. In: Petermann, F., Niebank, K. und Scheithauer, H. (Hrsg.). Risiken in der frühkindlichen Entwicklung. Entwicklungspsychopathologie der ersten Lebensjahre. Hogrefe, Göttingen

Fonagy, P. und Target, M. (2003). Psychoanalyse und die Pathologie der Entwicklung. Klett-Cotta, Stuttgart 2006

Freud, W. Ernest (2003). Zur Bedeutung der Kontinuität früher Beziehungserfahrungen. Gesammelte Schriften 1965-2000. Edition Déjà-vu, Frankfurt a. M.

Grunau, R. E. (2002). Early pain in preterm infants. A model of long-term effects. Clinics in perinatology. Pain in vulnerable infants, 29 (3), S. 373-394.

Heubrock, D. und Petermann, F. (2000). Lehrbuch der Klinischen Kinderneuropsychologie. Grundlagen, Syndrome, Diagnostik und Intervention. Hogrefe, Göttingen

Hopkins, J. (2008). Bindung und das Unbewusste. Ein undogmatischer Blick in die kinderpsychoanalytische Praxis. Brandes & Apsel, Frankfurt a. M.

Hüther, M. (2002). Die Folgen traumatischer Kindheitserfahrungen für die Hirnentwicklung. Psychiatrische Klinik der Universität Göttingen. www.google. de 12/2002

Israel, A. (Hrsg.) (2007). Der Säugling und seine Eltern. Die psychoanalytische Behandlung frühester Entwicklungsstörungen. Brandes & Apsel, Frankfurt a. M.

Klaus, M. und Klaus, Ph. (1988). Neugeboren. Kösel, München

Laucht, M., Esser, G. und Schmidt, M. H. (1997). Die Entwicklung nach biologischen und psychosozialen Risiken in der frühen Kindheit. In: Leyendecker, Ch. (Hrsg.). Frühförderung und Frühbehandlung. Winter, Heidelberg

Lazar, R. A. Die psychoanalytische Beobachtung von Babys innerhalb der Familie. In: Storck, J. (Hrsg.) (1986). Zur Psychologie und Psychopathologie des Säuglings. frommann-holzboog, Stuttgart-Bad Cannstatt

Lazar, R. A., Röpke, C. und Ermann, G. (2001). Das Leben will gelernt sein. Aus der Beobachtung eines frühgeborenen Babys. Forum der Psychoanalyse, Bd. 17, H 2, Juni 2001, S. 158-174

Maiello, S. (1999). Das Klangobjekt. Über den pränatalen Ursprung auditiver Gedächtnisspuren. Psyche 2/1999, S. 137-157

Marcovich, M. und de Jong, T. M. (1999). Frühgeborene – zu klein zum Leben? Fischer, Frankfurt a. M.

Meltzer, D. (1967). Der psychoanalytische Prozess. Verlag Internationale Psychoanalyse, Stuttgart 1995

Ohrt, B. (2000). Die Autonomieentwicklung frühgeborener Kinder. In: Kühl, J. (Hrsg.). Die Autonomie des jungen Kindes in der Frühförderung. Dokumentation des 10. Symposions Frühförderung der »Vereinigung für Interdisziplinäre Frühförderung«, März 1999 in Dresden. Bentheim, Würzburg

Piontelli, A. (1992). Vom Fetus zum Kind: Die Ursprünge psychischen Lebens. Klett-Cotta, Stuttgart 1996

Roth, G. (2007). Frühkindliche emotionale Entwicklung und ihre neuronalen Grundlagen. In: Analytische Kinder- und Jugendlichen-Psychotherapie, Heft 133, 1/2007, S. 49-80. Brandes & Apsel, Frankfurt a. M.

Sarimski, K. (1992). Risikien und protektive Faktoren für die Entwicklung frühgeborener Säuglinge. Sozialpädiatrie in Praxis und Klinik, 14 (12), S. 916-924

Sarimski, K. (1997). Prävention von sozialen Entwicklungsauffälligkeiten bei frühgeborenen Kindern durch die frühe interaktionsorientierte Elternberatung. In: Leyendecker, Ch. (Hrsg.). Frühförderung und Frühbehandlung. Winter, Heidelberg

Sarimski, K. (2000). Frühgeburt als Herausforderung. Psychologische Beratung als Bewältigungshilfe. Hogrefe, Göttingen

Stern, D. (1986). Die Lebenserfahrung des Säuglings. Klett-Cotta, Stuttgart 1992

Stern, D. (2004). Der Gegenwartsmoment. Veränderungsprozesse in Psychoanalyse, Psychotherapie und Alltag. Brandes & Apsel, Frankfurt a. M. 2005

Stopfkuchen, H., Queisser-Luft, A. und Simbruner, G. (1995). Neonatologie. Ein Kompendium für Ärzte und Pflegepersonal. Stuttgart: Wissenschaftliche Verlagsgesellschaft.

Teising, D. (2001). Neonatologische und pädiatrische Intensivpflege. Praxisleitfaden und Lernbuch. 2. Auflage, Heidelberg (u.a.): Springer

Uhlemann, M., Platz, C., Pap, S. und Fehlandt, C. (2000). Sanfte Pflege und Stimulation Frühgeborener während der Intensivtherapie. In: Friese, K., Plath, C. und Briese, V. (Hrsg.). Frühgeburt und Frühgeborenes. Eine interdisziplinäre Aufgabe (S. 359-372). Berlin (u.a.): Springer.

Van den Bergh, B. (2004). Die Bedeutung der pränatalen Entwicklungsperiode. Praxis der Kinderpsychologie und Kinderpsychiatrie, 53 (4), S. 221-236